新しい医療への挑戦

——呼吸器疾患を救う気管支用充填材「EWS」誕生秘話——

NPO法人新しい医療技術を普及させる会代表

渡辺　洋一　著

三和書籍

はしがき

受けたい検査・治療をすぐには受けられず歯がゆい思いをしたことはないだろうか？

私は医師として、患者さんにして差し上げたい治療をさまざまな理由で行えず、「何故この国ではこんな当たり前のことが出来ないのか！」と怒りにも似た悔しい思いを何度もしてきた。

そんな現状を何とか打開するため、「ＮＰＯ法人新しい医療技術を普及させる会」を立ち上げ、ＮＰＯ法人のホームページのブログに〝ＥＷＳ誕生物語　―新しい医療技術の普及が必要なわけ―〟を連載してきた。この度、私が治りにくい肺の病気の治療法を考案し、その治療に用いる、新しい医療機器〝ＥＷＳ〟を開発し、やむを得ずフランスの企業で製品化を実現し、普及に努力し、12年を経て厚生労働省の製造（輸入）承認を得ることができた。そこで、我が国において、従来の治療では治しにくい肺の病気の新しい治療を誰でも受けることができることとなった経緯と裏話をわかりやすく解説し、一般書に書き直そうと思うに至った。

受けたい医療を一日も早く受けていただくことができる社会を実現することは医師として、新しい治療、医療器具を開発してきた私にとって是非とも実現したい、実現しなくてはならない夢であり、この小さな本を一般の方々、医療職の方々に読んでいただくことがその一助となればこの上ない幸いである。

我々が開発した新しい医療機器〝EWS〟を用いて治療に成功した事例のうち記憶に残った3例の概略をあげさせていただく。

症例1。86歳、男性。病名：続発性難治性気胸。長年のヘビースモーカーのため強い肺気腫を持つ患者さんが、ある日突然強い息切れと軽い右胸の痛みを感じ近くの救急病院を受診した。その病院では、肺気腫（肺胞が破れて呼吸をする力が弱くなった状態）を背景とする自然気胸（肺に穴があいて破れ少しすぼんだ状態）と診断され、救急入院となった。局所麻酔下で、肺を広げるためのチューブが肺の壁とすぼんだ肺の間に入れられたが、肺の穴は簡単には塞がらず酸素吸入をしながら膠着状態のまま3週間が経過した。「肺の穴を塞ぐ手術を行うには超高齢で、肺気腫のため肺の状態が悪すぎてリスクが高すぎる」と主治医から説明があった。治療のめどが立たない中で、患者さんの娘がインターネットで我々が開発した〝EWSを用いた気管支充填術（気管支ファイバーを使って肺の穴に通じている気管支を詰めて空気洩れを止める治療法）を見つけ〟治療依頼のメールを私に送ってきた。御家族に主治医の了解を得てもらい、患者さんに当院に移っていただいてEWSを用いた前述の治療を行いチューブを抜いて無事退院することができた。

症例2。75歳、男性。肺結核の既往があり。発熱、胸痛で発症。左胸腔（肺と胸の壁の間の空間）に結核菌が感染して膿胸（胸腔に膿がたまった状態）を起こしていると診断。某病院に入院加療中に、膿胸と気管支に交通ができ、有瘻性膿胸の状態となった。筋弁充填術（筋肉を穴のあいた肺の外側にあてて空気もれを止める手術）、開窓術（胸の壁を切開し大きな穴をあける手術）などの処置を行ったが穴が塞がらず、胸腔の膿が気管支の中に入って苦しいこともたびたびあった。従来の治療法では手詰まりの状態が1年以上続き、当院にEWSを用いた内視鏡的治療を目的に転院、EWSを用いて気管支充填術を行うことにより、症状は著明に改善し無事退院することができた。患者さんは侵襲の軽い治療で良くなり、早期退院することができ、たいへん喜んでくださった。

症例3。16歳（高校生）、男性。左胸部の痛みで発症。当院外来を受診し、原発性自然気胸と診断した。胸腔鏡を使った内視鏡手術では再発率が高いため、外来で経過を観察したが〝改善〟、〝再発〟を繰り返し、1か月間はサッカーの練習も行なえず修学旅行に参加することもできなかった。EWSを用いた気管支充填術が有効である可能性があることを説明し、同処置を実施した。それ以後は、サッカーも従来通り行いながら再発もなく元気に生活している。

目次

第1話

強い感慨

２０１１年６月アクトシティ浜松で開催された第34回日本呼吸器内視鏡学会に私は参加していた。全国の大学や病院から報告される14題にのぼる「ＥＷＳ（Endobronchial Watanabe Spigot）を用いた気管支充填術」の発表を聞きながら、私はある種の強い感慨を覚えていた。ＥＷＳは、我々岡山赤十字病院呼吸器内科グループが新しく開発した、固形シリコンを用いて気管支充填術を行うための医療器具である。約10年間の手作りの充填材の時代を経て、国内での製品化は叶わず、２０００年に南フランスのノバテック社で製品化が実現したシリコン製気管支充填材（気管支を詰める医療器具）である。１９８９年に１人の重症患者さんの命を救うために、当時肺に使うことは禁忌とされていた「固形材料を用いた気管支充填術（気管支を詰める治療）」を考案して救命に成功し、約10年間の使用経験を経てフラ

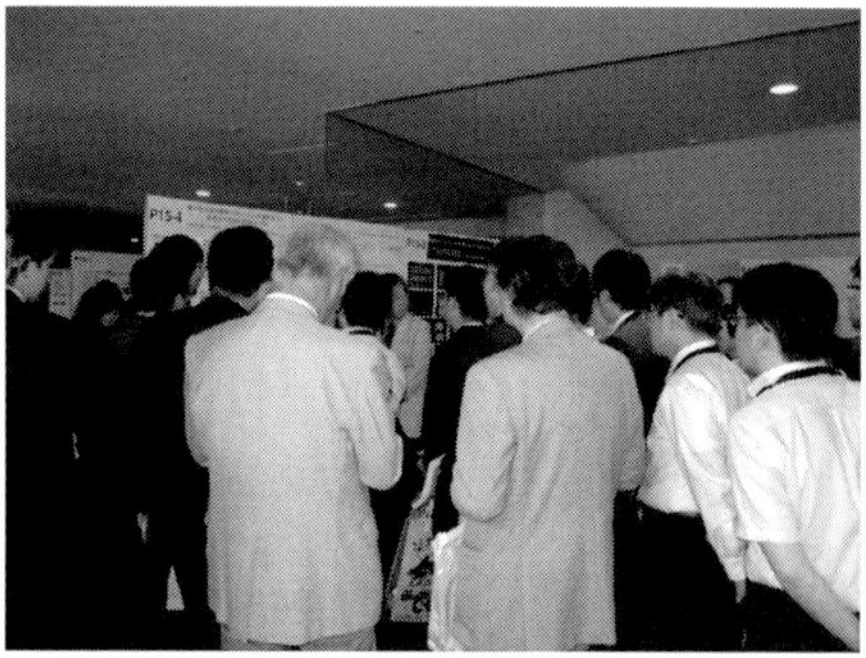

2011年6月の第34回日本呼吸器内視鏡学会で「EWSを用いた気管支充填術」の発表を聞く

ンスで医療器具として充填材料の製品化にこぎ着けた。

製品化が実現し、早く「ＥＷＳを用いた気管支充填術」がわが国で普及して欲しいと考えたが、わが国においては、新しい医療技術が承認され、新しい医療器具が広く使用できるようになる手続きは決して簡単とは言えない。ＥＷＳは２００９年に厚生労働省でオーファン指定（いわゆる患者さんの数の少ない命にかかわる病気に対して用いる医療器具の指定）を受け、２０１０年から一般的な医療器具として国内での販売、使用が認められるための臨床試験を行い、わが国においても日常診療において使用可能となるよう作業を進めている最中であった。ＥＷＳを日常の診療において使用していただくためには健康保険の適応となっていることも重要で、日本呼吸器内視鏡学会、呼吸器学会などから保険項目の収載の申請手続きも進めてもらった。

こうした状況にあるEWSの誕生が「たった1人の重症患者さんの命をどのようにして救うか」ということに始まり、1人の研修医師との出会い、約20年間にわたる数多くの〝心優しき〟、〝熱意に満ちた〟、〝勇気ある〟人たちとの出会いに支えられて現在に至った事実をできるだけ正確に記し、知っていただく場を作りたいと思うに至った。

第2話 全ては1人の患者、1人の研修医から始まった

私が岡山赤十字病院の呼吸器内科に赴任して間もない1987年6月、糖尿病を持つ中年の女性が真菌（カビ）による腎周囲膿瘍、腹膜炎で入院治療となった。抗真菌剤による治療で良くなり、退院後は外来で経過をみることとなったが、時々微熱がある程度でまずまず順調に経過していた。しかしながら、約2年後、発熱、腹痛が出現し再入院となった。入院後の検査で動脈の血液、喀痰、尿の全ての培養検査で2年前と同じ真菌をみとめ、腎膿瘍（化膿し、膿がたまった状態）、腎周囲膿瘍、肺炎を伴った真菌血症（真菌が全身の血液の中をまわっている状態）と診断した。種々の抗真菌剤の投与にもかかわらず真菌による肺炎は悪くなり、人工呼吸器による呼吸補助の開始を必要とした。その後、人工呼吸器が空気を送り込むタイミングに一致して腎膿瘍に留置した管から空気もれを認めるようになり、腎盂造影で

腎盂腔と左側の気管支に交通を認め腎盂気管支瘻（腎臓と気管支が穴でつながった状態）と診断した。真菌肺炎に対しては抗真菌剤による治療的気管支肺胞洗浄（カビの治療薬で気管支や肺を洗うこと）を繰り返して行い、動脈血液ガス分析、胸部X線所見などの改善を認めた。しかしながら、腎盂気管支瘻の存在のため人工呼吸器による有効な人工呼吸は極めて難しく、予後不良であることは受け入れざるを得ない状況であると誰もが思っていた。そんな中で私と一緒にこの患者を担当していた医学部卒業後1年目の研修医師森岡茂先生だけは少し違っていた。毎日私と顔を合わせるたびに、「渡辺先生、あの患者さんを何とか助けましょう」と繰り返すのであった。この患者さんの救命がなぜ難しいかを私が説明するのだが、翌朝彼と顔を合わせると、「渡辺先生、あの患者さんを何とか助けようよ」と繰り返すのであった。具体的救命の方法を提案するでもないのだ

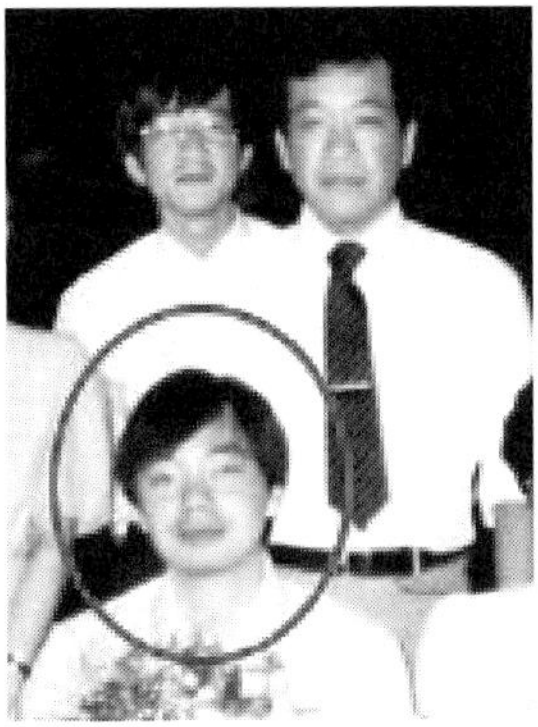
EWS 誕生のきっかけを作ってくださった研修医師森岡茂先生と

が、「どうしても助けたい！」という彼の気持ちは痛い程私に伝わった。周りのスタッフたちは、私たちの会話を「これ以上どうしようもないのに」との想いで笑みを浮かべながら聞いていた。そしてそんなある日、彼の根気強さ、しつこさに負けついにある行動に私は出たのであった。今思い返すと彼の「この患者さんを助けたい！」の執念がなかったらＥＷＳの誕生はなかったのである。

第3話

持つべきものは竹馬（歯）の友

重症の真菌血症患者さんを私と共に受け持っていた研修医師である森岡茂先生の「患者さんを助けたい！」の執念に突き動かされ、腎盂気管支瘻を持ち人工呼吸もままならないこの患者さんに対しては、もはや「打つ手はない」と思いながらも私の足は口腔外科外来に向かっていた。当時の岡山赤十字病院では口腔外科の診療は永山久夫部長が、歯科の診療は須山哲史先生が主に担当していた。私は、医学部を卒業後、岡山大学医学部第二内科（木村内科）に入局し、その年の秋から一年間は神戸市立西市民病院で、翌年は三菱水島病院で研修医として働いた。三菱水島病院は三菱自動車工業が持つ小規模の企業病院で、当時は仕事にも比較的余裕があり、職員間には家族的な雰囲気が残っていた。昼休みには職員同士でキャッチボールをし、お茶休憩の時間には放射線科の控え室、歯科技工室などに集まって談笑する余

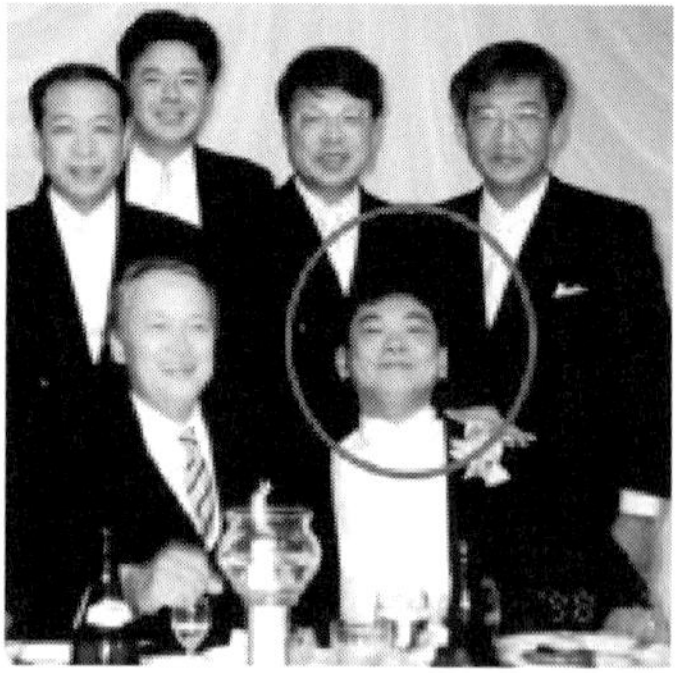

充填材料の相談に乗ってくれた須山哲史先生と

裕もあった。歯科技工室には、歯冠や義歯を作成、修正したりするためのさまざまな素材があった。それらの素材を手にして、気管支の解剖を勉強する気管支樹のモデルを作るにはどのような素材を使って作るのが良いかなどとよく話し合ったものだった。そんな古い記憶が頭をよぎり歯科外来の須山先生のところに行き、重症の真菌血症患者さんに腎盂気管支瘻ができ、治療に困っていること、瘻孔閉鎖のため、オキシセル綿、フィブリン糊などの吸収性充填材を用いたこれまでの気管支充填術では、呼吸のたびに詰めた充填材が吹き飛ばされ、成功しないことなどを説明した。当時私のテニスなどの遊び友達でもあった須山先生は、気安く相談に乗ってくれ充填材料として使えそうな種々の歯科用医療材料を教えてくれた。集中治療室にいた患者さんに対する種々の素材を用いた気管支充填術のチャレンジを一緒に手伝ってくれた。多くの素材はゾル状の素材を練り合わせゲル状になるまでの数分間の間に気管支鏡のチャンネルを通したカテーテルに注入するものであった。残念ながらそれらのいずれの試みも注入したものが咳で飛び出してしまい成功しなかった。〝やはり確実な気管支充填術にはワインのコルク栓のように固形物をしっかりと詰めるしかないのだ〟。しかしながら、当時の医学の常識は、気管支に固形物（異物）を入れることは〝炎症、肉芽、出血〟などを起こすため、決して行ってはならない禁忌であった。「救命のためには固形物を使うしかない」「固形物を充填することは禁忌である」私の想いは堂々巡りをするのであった。

第4話

古き良き時代？

重症の真菌血症患者さんの腎盂気管支瘻閉鎖のためには、従来の気管支充填術、種々の歯科用医療材料を用いた気管支充填術では、人工呼吸中の気管支瘻の閉鎖は困難であった。残るは当時〝禁忌〟とされていた固形材料を充填術に使うべきか否かを迷いながら歯科技工室の中でふと手にした〝シラスコン〟という材料に手が止まった。シラスコンは歯科用印象材（歯冠の型取りに使う粘土のような材料）の一つである。二つの瓶の黄色と青色のそれぞれのふたを開けると黄色と青色の柔らかい粘土状の材料が入っており、これらを手でこねて均等に混ぜ合わせると2～3分で〝消しゴム〟様の固さの固形物が出来上がるのである。固形物ではあるが固過ぎず異物として作用しないかもしれない、弾力はあるものの柔らかすぎず咳をしても喀出されないかもしれない。〝シラスコン〟の弾力と気管支の弾力は適度にマッチするように思われた。歯科医の須山先生が器用に手でこねるのを真似しながら私も気管支に詰めることができそうなピストルの弾状、あるいはワイン瓶のコルク状の充填材をいくつか作ってみた。充填材の手前には把持鉗子で充填材を掴むための把持部分をつまようじで形作ってみた。「これで処置をしてみるしかない！」固形材料の充填材が異物として作用する危険性も気にはなったが、同時に何もしなければ助からないことは誰の目にも明らかであった。固形シリコン製の気管支充填材で腎盂気管支瘻の閉鎖を試みることに決めた私と森岡先生は手作りの充填材を持参し、歯科の須山先生、麻酔科の石井史子先生の助けを借りながら気管内挿管下で人工呼吸中の患者さんの左下葉B^{10}の亜区域支を気管支鏡のチャンネルを通した把持鉗子を用いて3個（2個であったかもし

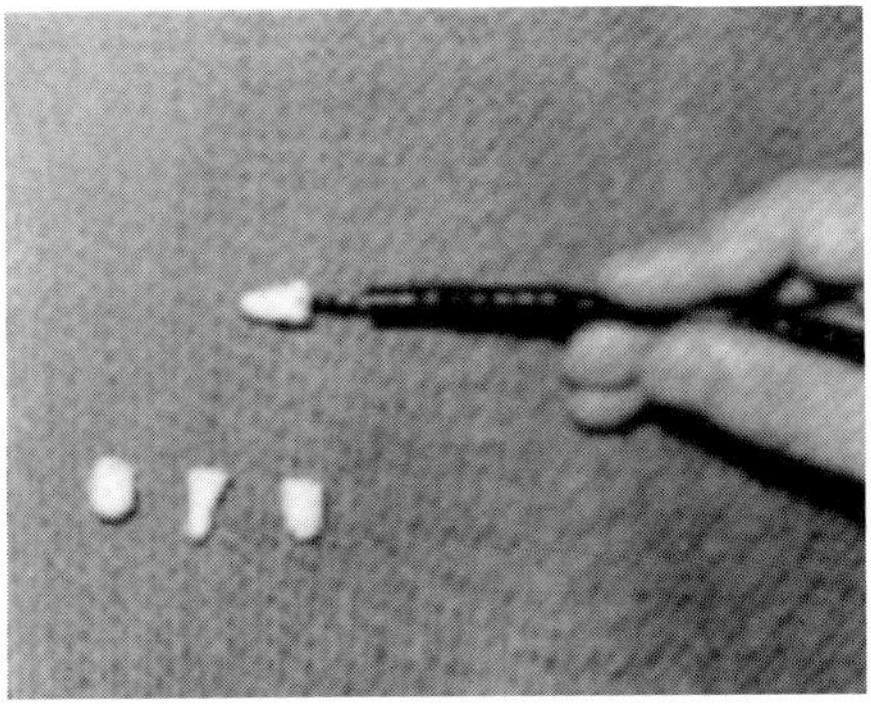

手作りの固形シリコン製の気管支充填材

れない）の手作りの充填材を把持し、気管支を押し広げるように詰めた。この処置により、人工呼吸器の吸気相にも腎臓に入れた管からの空気もれはなくなり、安定した調節呼吸が可能となり、その後病状は順調に改善し外科手術を経て無事退院することができた。１９８９年7月のことであった。22年以上前の病院には現在のように新規医療導入の手続きの妥当性などを審議する倫理委員会なるものはなく、新規治療、処置などを行う際の文書同意などの規定も随分ゆるいものであった。同じことが現在起ったとすれば固形材料による気管支充填術は倫理委員会を通過することすら不可能であったとも思われる。このような挑戦的な治療の実施が可能であった時代を〝古き良き時代〟と懐かしむだけで良いのであろうか。

第5話 シリコンって何？ わが愛する街、博多！

歯科用印象材で手作りした充填材を用いて気管支充填術を行った患者さんは、腎盂気管支瘻が閉鎖されたことにより、呼吸状態、全身状態が次第に安定した。気管支充填術からおよそ2週間後に外科に転科し、左下葉の楔状部分切除、腎周囲膿瘍のドレナージ（排膿）を行い、およそ4か月後に無事軽快退院することができた。その後、この患者さんは6年余りは元気に当院の外来通院されていたが、その後の正確な消息はわからない。お元気でお過ごしのことを祈るばかりである。

この患者さんの経験は、翌1990年6月に博多で開催された「第13回日本気管支学会（現：日本呼吸器内視鏡学会）総会」でポスター発表することとなる。この発表の準備をするまで、われわれが使用した固形の歯科用印象材が〝シリコン〟であったことを私は正確には知らなかった。〝シリコン（silicone）〟とは、シロキサ

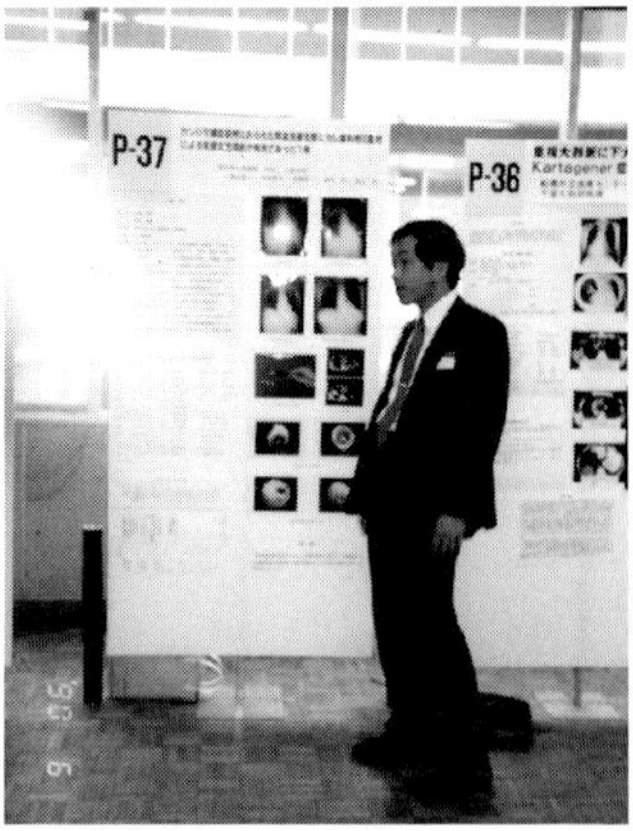

第 13 回日本気管支学会にて

ン結合を持つ高分子化合物の総称であり、ケトンの炭素原子をケイ素原子で置換したシリコケトン（silicoketone）に由来する言葉である。元素のケイ素（silicon）と紛らわしいので注意が必要である。

住みやすい都市の代表として知られる博多の街で開催された気管支学会には、この患者さんの主治医であった森岡先生、歯科医として絶大なる協力をしてくれた須山先生と一緒に参加したように記憶している。街角で道を尋ねてもわざわざ目的地の近くまで連れて行ってくれる博多の人の親切さはやはり思っていた通りだと思った。しかしながら、この後信じられないことが起るのであった。ポスター発表会場は農業会館の階上の狭い部屋で行われた。20～30人の参加者がひしめく中で発表直前に私はセカンドバッグをポスターの後ろに置き、発表を終えてバッグを持とうとしたが、その時、既に私のバッグはなくなっていた。10メートル四方もない狭い会場で、ほんの10分程の間の出来事であり、入り口には2人の係員が座っていたにもかかわらずである。バッグの中身は、身分証明書、クレジットカード、帰りの新幹線の切符、現金10万円、大阪フェスティバルホールのさだまさしコンサートのチケット、印鑑などであった。ポスター発表時の質問内容などは全く覚えておらず、夕食前に行った交番での調書作りが大変だったこと、帰りの新幹線の私の席には別の人が座っていたこと、大阪フェスティバルホール最前列の私の席にも全く別の場所で買ったチケットを持った善良そうな人が座っていたこと、そして「私のバッグを盗った人は決して博多の人ではなく、よその土地から博多に来たプロの盗人であろう」と確信したことだけは鮮明に覚えている。

第6話 鼻くそ団子

1989年の夏、歯科用印象材（固形シリコン）を用いた気管支充填術を行うことにより、重症の患者さんを無事救命することができた。今振り返れば、〝固形シリコンを用いた気管支充填術〟と〝シリコン製気管支充填材EWS〟は、〝1人の重症患者さん〟と、〝1人の決して諦めない研修医師〟から始まったタブーに対する挑戦の賜物であったと言えよう。固形充填材による気管支充填術の手応えをつかんだ私たちは、目の前に同様の病気の状態を持つ患者さんが現れると、思い出したようにシリコンを手で捏ねて自家製充填材を作り、気管支鏡を用いて気管支に詰めるのであった。こうした治療の経験は約9年間に9人の患者さんたちに行い、その内7人の患者さんで良好な結果を得ることができた。時には他の病院の先生から「こんな患者さんがいるのでシリコン団子の作り方と治療の方法を教えてください」

との依頼があるのだった。手作りのシリコン製気管支充填材は、いつの間にか我々仲間内で〝シリコン団子〟と呼ぶようになり、やがて世間で〝鼻くそ団子〟と呼ばれるようにもなっていった。我々の呼吸器内科は〝鼻くそ団子〟をつくっている変わり者の集団という目で見られることもあったように記憶している。

〝固形シリコンを用いた気管支充填術〟考案・開発のきっかけとなった1例目の患者さんの具体的内容は、1991年日本気管支学会の機関誌である「気管支学」に「カンジダ菌血症に合併した腎盂気管支瘻に対し歯科用印象材による気管支充填術が有用であった1例」として報告し、その後の約9年間に経験した、難治性気胸4症例、外傷性血気胸1症例、有瘻性膿胸1症例、肺切除後の肺瘻1症例、術後断端気管支瘻1症例の計9症例は、1998年広島で開催された日本気管支学会総会のワークショップ「気管支瘻の診断と治療」の中で当科の松尾圭祐先生が発表し、2000年医学雑誌「気管支学」に「気管支瘻、難治性気胸に対する固形シリコンを用いた気管支充填術」として報告された。

この治療の対象となる患者さんが現れるたびに〝鼻くそ団子〟を手作りし、患者さんの治療に当たっていた当時には、将来シリコン製気管支充填材がＥＷＳの名前で製品化され、諸外国で気管支充填術に使用され、ＥＷＳの使用成績が学会発表、論文などの形で報告される時がやってこようとは想像すらできなかった。

懐かしき〝鼻くそ団子〟時代である。

第7話 常に星を追い求めて…

1995年頃「呼吸器・肺癌学会の中国四国支部会」で1人の医師に出会った。髭をたくわえたその先生は、気道狭窄に入れるステント（気管や気管支が、がんなどで狭くなった時にパイプ状のものを入れて広げ呼吸をしやすくする治療）の発表をしていた。当時、気道ステントはわが国ではまだ珍しく、変わったことをする先生がいるなと思って発表を聞き、昼休憩の食事（当時は学会にランチョンセミナーなるものはまだなかった）に行った学会場近くの喫茶店でその先生に、私が「先生が発表していたステント治療は我々の病院でもできるんですか」と尋ねると、「先生はシリコンの団子のようなものを気管支に詰める面白い仕事をしているね」と逆に声をかけられた。変わり者同士で昼食をとりながら話が盛り上がったことを今でも覚えている。これが私と広島市民病院（現聖マリアンナ医科大学教授）の宮

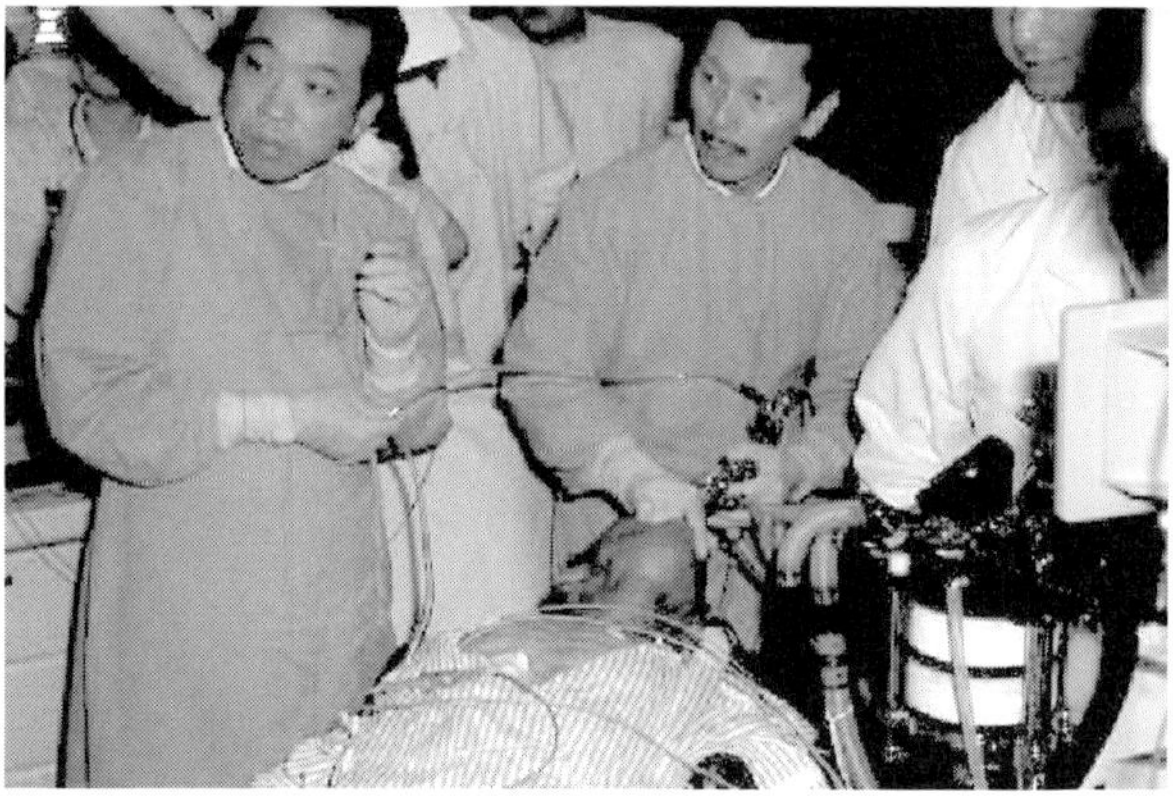

当院における第１例目の気道ステントを実施（1997年）
宮澤先生（右）と私（左）

澤輝臣先生とのはじめての出会いであった。その翌年に、当院にお出でいただき岡山では初めての気道ステントの講演を伺い、１９９７年に当院における第１例目の気道ステントを実施することになるのであった。当院内視鏡室で麻酔器を持ち込んで肺癌による気道狭窄に対する接触型レーザーとDumon stent（デューモンステント）を用いたステント留置を行ったのである。腫瘍から極めて出血しやすく出血のコントロールが極めて困難な症例であったが何とか無事終了することができ、その患者さんは呼吸困難から開放され、放射線治療を受けた後症状が良くなって退院され、当院の temporary stenting（一時的なステント留置）の第1症例目となるのであった。ステント留置終了直後に宮澤先生から「是非今年の Dumon 先生が行っている呼吸器トレーニングコースに行きましょう」と誘われ、その年の2度目の海外出張申請になってしまう事情もあり、半ば嫌々宮澤先生たちと一緒にマルセイユを訪れたことが、その後の〝ステント治療、レーザー治療などの呼吸器インターベンションに手を染めること〟、〝EWSをフランスのNOVATECH社で製品化すること〟、〝国際学会などで多くの諸外国の先生方と知り合うこと〟などの全ての出発点となったのであった。1999年に宮澤先生が翻訳された Sergio Cavaliere 先生の「気管支鏡治療カラーアトラス Atlas of Therapeutic Bronchoscopy」を購入したとき、「常に星を追い求めてください」とサインしてくださった。宮澤先生の広い視野を持つ姿勢（お父様からの教えと聞いている）、柔軟なものの考え方を追求する姿、患者さんの治療に立ち向かう無謀なまでに（実は繊細）挑戦する姿は今も尊敬してやまない。

第8話 1人の後期研修医師から始まった

1998年当時、自治医大の後期研修医師堀内武志先生（現在は当院呼吸器内科へ再就職しスタッフとして仕事をしている）が、「先生！　あのシリコン製の充填材を製品化すれば、手作りする苦労がなくなって皆が助かるのではないですか？」と提案してきた。この頃までに、シリコン製歯科用印象材を用いた手作りの充填材による気管支充填術は、約10年間に9症例の患者さんの治療を経験しそのうち7症例で有効であった。研究業績をあげる目的ではなく、これまでに行われてきた治療では良くならない個々の患者さんにやむを得ずこの治療法を散発的に行っていただけで、〝シリコン製充填材の製品化〟など私にとっては頭の隅にもなかった発想であった。言われてみるともっともな提案であった。ステント留置などの呼吸器インターベンションを手掛けはじめていた当時、当院に出入りしていた医療器機販売会社〝K医療器械株式会社〟の社員でインターベンションに極めて詳しい本田佳範さんにこのことを相談してみた。本田さんは「それは是非ともシリコン製の医療機器を作っている医療器機メーカーに当たってみましょう」といってくださり、シリコン製気管支充填材を用いた気管支充填術に関する学会発表、論文、手作りの充填材などを持参して2〜3の国内の医療器機メーカーと交渉してくれた。当時の私としては、企業からの問い合わせや相談などの反響が返ってくることを期待して待っていたが、どの企業からも何の問い合わせもないままに約2か月後に「当社は遠慮させていただきます」とつれない答えが返ってくるのみであった。①本治療法自体が新しい治療法であること、②PL法（製造物責任法）などの何か有害事象があった時に企業が責任を問われるかもしれないという懸念、③わが国の新しい医薬品や医療機器を審査し承認する薬事法の厳しさ、④この医療機器のマーケットがそれほど大きくないこと、⑤私が無名の地方病院の一呼吸器内科医師であることなどが製品化に応じていただけなかった原因として想像できたが真偽のほどは定かではない。後に、フランスのNOVATECH社によってシリコン製気管支充填材EWSが製品化されるわけであるが、決して外国企業での製品化を始めから目指したわけではないことをここに述べておきたい。

ＥＷＳの誕生は、先に述べた熱意に満ちた研修医師森岡先生の他に、後期研修医師堀内先生の力、呼吸器インターベンションに精通し、インターベンションの発展、普及に情熱を持った本田さんの力なくしてはあり得なかったことを忘れてはならない。

第9話 夢の始まりの予感

国内企業にシリコン製充填材の製品化に応じてもらえなかった直後の1999年2月にパリで開催された〝世界がん化学療法会議〟に参加した。当時私共はステント治療を開始したばかりであったが、Dumon Stent（デューモンステント）を生産している南フランスの香水で有名なグラースの街にあるNOVATECH社の現場のトップであるBruno Ferreyrolから「パリを訪れる私に会ってDumon Stentなどに関する意見を聞きたい」とのアプローチがあった。よく考えてみると、Dumon Stentも我々が手作りしていた充填材も素材は同じシリコンであることに気づいた私は、ダメ元でシリコン製気管支充填材の製品化を掛け合ってみようと思ったのであった。歯科用印象材で作った手作りの充填材と英語に書き直した若干のデータを持参してパリに向かったのであった。

Bruno と私は、パリの宿泊ホテル、コンコルド・ラ・ファイエットの近くの小さなレストランで昼食をとりながら話をすることになった。最初に Dumon Stent に関する私の感想を少し述べた後、固形シリコンを用いた気管支充填術の意義を説明し、シリコン製気管支充填材の製品化を請け負ってくれるか否かの交渉となった。白ワイン（アルサス地方のリースリング）を一本空けながら議論は3時間におよんだ。「シリコン製気管支充填材が使われる適応病態の範囲は?」「臨床応用の将来性は?即ちどれくらいの病気、病態にこの医療器具は将来使われる可能性があるのか?」「この治療法を行うことのリスクは?」「特許権の所有はNOVATECH社にするのか、私にするのか?」「製品化した場合の製品価格はいくらくらいが妥当か?」などに関する詳細な議論はおよそ3時間におよんだ。私は「苦手な英語を話し続けることに疲れたので、後は帰国してからメールでやり取りしましょう」と提案した。Bruno の返事は「NOVATECH社が製品化を実行します。2週間以内に契約書を送ります」であった。Bruno の意外な反応に驚いた私は、彼の返事を「社交辞令だろうか?」「Dumon Stent を製品化したNOVATECH社が後にEWSと命名されるシリコン製気管支充填材を作ってくれるという夢の始まりだろうか？」との思いを持ちながら帰国したのであった。

1つの質問もなく約2か月をかけて「ノー」を伝えてきた日本企業と約3時間の議論で製品化実行を即断したフランス企業NOVATECH社の企業文化の違いを実感した瞬間であった。そして、約2週間後Brunoから〝NOVATECH社〟と〝私〟と〝原田産業（株）（NOVATECH社製品の輸入会社）〟の間でかわす契約書が送られてきたのであった。夢の実現の可能性を確信とまでは行かないが〝予感〟した瞬間であった。

第10話 夢の始まりの予感から製品化へ

第9話のシリコン製気管支充填材製品化の交渉に際して、Bruno は私（当時岡山赤十字病院呼吸器内科の副部長）がどこの病院のどういうポジションで仕事をしている医師か知らなかったはずである。後に、「どこの馬の骨か分からない私の提案によく製品化の即断ができましたね。会社に持ち帰って反対論はなかったのですか?」と質問したことがある。彼の答えは「あなたのポジションは問題ではなかった。先生のアイデアが必ず患者さんの役に立つと確信したので決断した。会社に持ち帰ると、反対論はいくらもあったがこの製品化は必ず将来役に立つとの確信があったので問題はなかった」であった。国によって企業文化がこんなに違うものかと痛感した。

参考までに記載しておくと、簡単な契約書は、Bruno 氏（生産会社）と私（発明考案者）と安本明弘氏（将来の製品輸入会社）の間でかわされた。特許に関しては、特許権はＮＯＶＡＴＥＣＨ社にゆずり、私は発明考案者（indicator）として登録されているはずである。当時特許に関して全く興味がなく、無知であった私は製品化の実現を最優先と考え特許権をＮＯＶＡＴＥＣＨ社に譲ったわけであるが、私が代表を務めているＮＰＯ法人新しい医療技術を普及させる会の副代表（理事）弁理士である森寿夫先生にもっと早く出会うことができていたら、国別の特許権などいろいろなあり方を検討しておくべきであったと今は考えている。

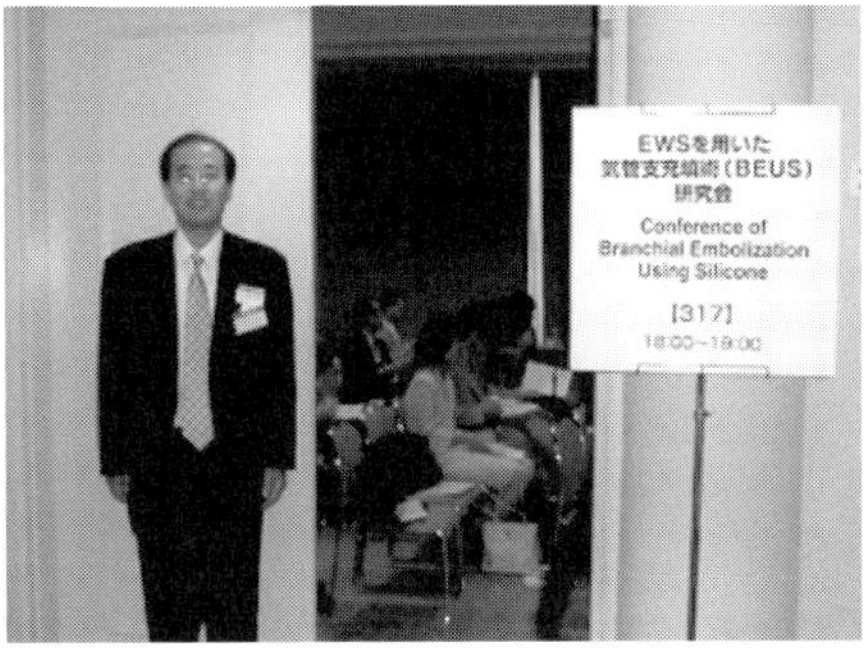
EWSを用いた
気管支充填術（BEUS）
研究会
Conference of
Branchial Embolization
Using Silicone
[317]
18:00~19:00
原田産業の安本明弘氏（2000 年）

原田産業株式会社の安本明弘氏とは、この時からさかのぼること数年前に不思議な出会いをしている。ある日、医療機器のみでなく一般品を含めた大阪の貿易会社である原田産業から安本氏が面会を求めてきた。お会いしてみると

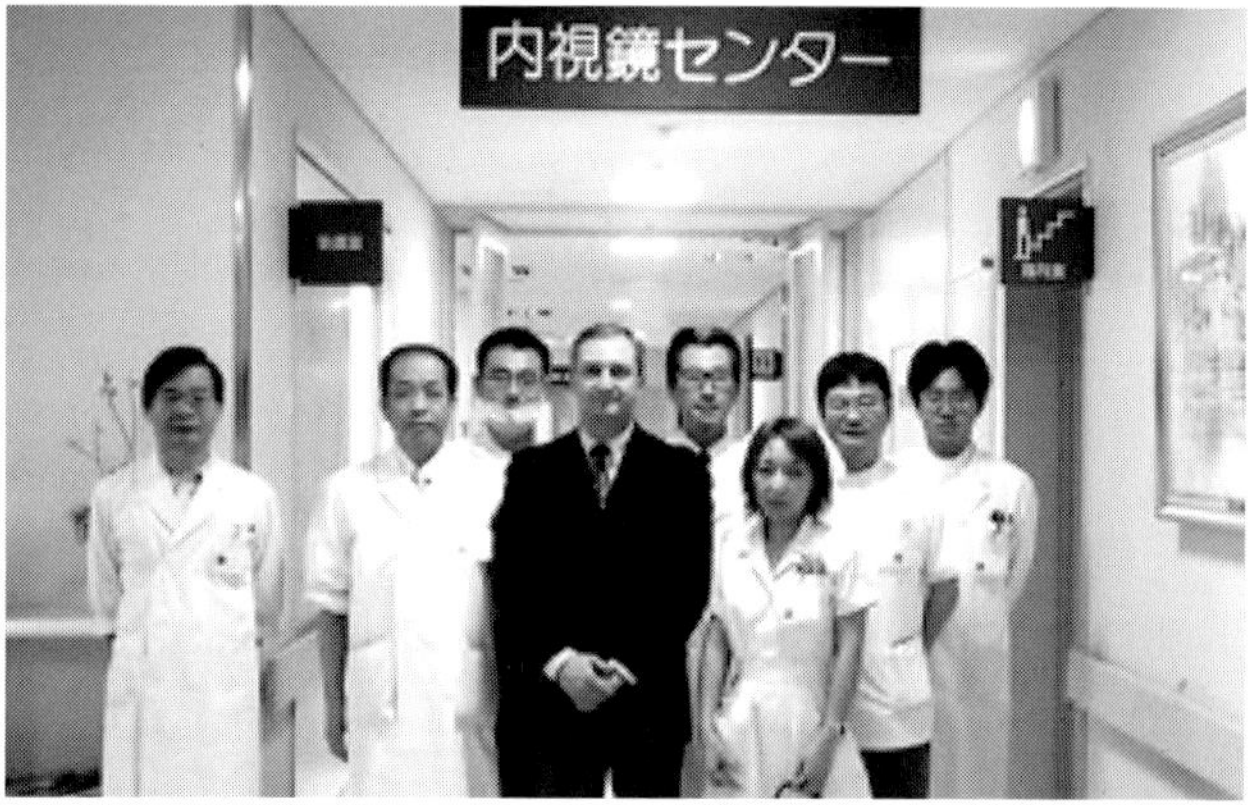

Bruno 氏と内視鏡センターのスタッフ

Ｅｆｆｅｒ社の硬性気管支鏡の紹介、売り込みであった。硬性気管支鏡を含めた呼吸器インターベンションに無知であった私は、「今や硬性鏡の時代ではないですよ。私共にとっては気管支ファイバーがあれば十分です」と自信満々に答えた私に怒るでもなく笑顔でお引き取りくださった場面を今でも覚えている。硬性気管支鏡が気管支ファイバーと共に、呼吸器インターベンションの治療を行なう際には必須の道具であることが常識である現在、当時の安本氏に対する対応を思い出す度に、穴があれば入りたいと思う私である。

Dumon Stentのわが国への導入に、硬性鏡の普及に、そしてEWSの開発、承認、普及に対して大きな貢献を粘り強く続けてこられている安本明弘氏の人柄、努力に敬意を払うと同時に、安本氏との出会いに恵まれたことに心より感謝している。

第11話 EWS設計図作成から製品化へ

シリコン製気管支充填材の作成に取りかかったNOVATECH社から最初に送られてきた試作品は、〝それまでの手作りの充填材〟からも〝私の製品イメージ〟からもかなりかけ離れたものであった。既存のシリコン製の製品をカット、接着したような妙なものであった。これでは全く話にならないと思った私は、私自身が設計図を作成し、送ってみることにした。しかしながら、どのようにして設計すれば良いのか思案に暮れた。それまでは、充填する気管支をイメージし、単に私の感覚でシリコンを練って幾つかの充填材を作り、良さそうなものを選んで使用していたからである。そこで、約9年間の手作りの時代の経験を重要視することが肝要であると考え約100個の手作り充填材を作った。良さそうなものを感覚で50個選び、それぞれの長さ、最大径、最小径などをマイクロメーターで測定し、その平均値で現在使用されているＭサイズのＥＷＳの設計図とした。そして念のため、最大径を1ミリ大きくしたものと、小さくしたものを設計し、それぞれをＭサイズ（最大径6ミリ）、Ｌサイズ（最大径7ミリ）、Ｓサイズ（最大径5ミリ）としたのである。ＥＷＳを長年使ってみた結果、現在もこの設計にはかなり満足しているが、Ｓサイズはやや細すぎることが多く最大径5・4ミリ程度にすれば良かったと感じている。

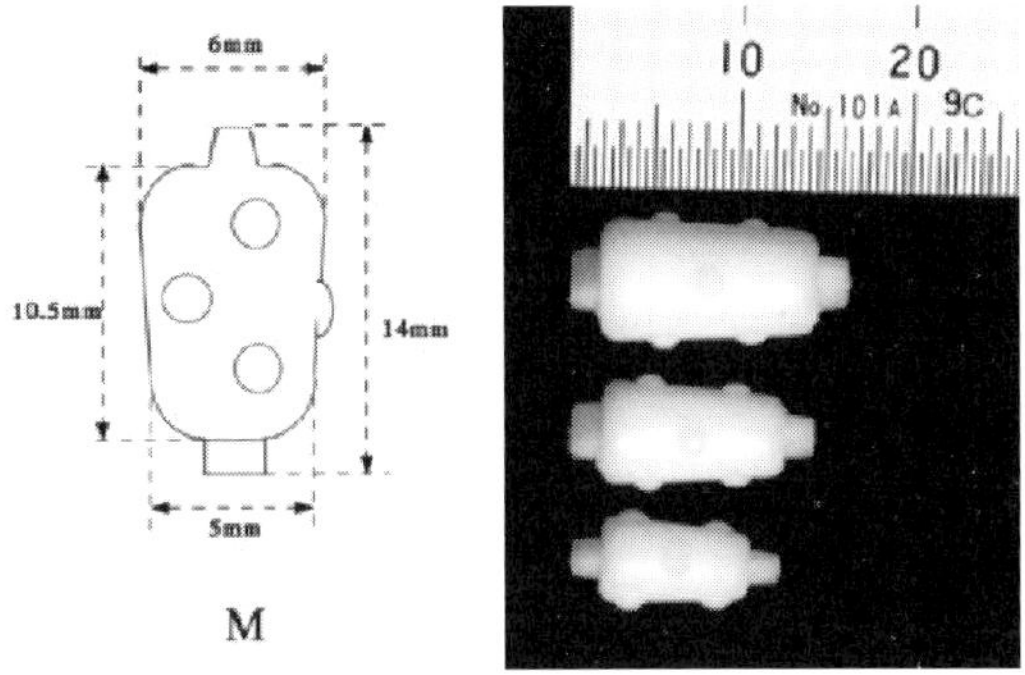

EWS の設計図（左）と各サイズの試作見本（右）

　ＥＷＳの first product（第一試作品）が作られて以来12年以上を経過しているが、設計変更を必要としていない一番の理由は約10年間の手作り時代の経験に基づいて設計図を引いたことが良かったのであろうかと愚考している。

設計の細かいことに触れると、ＥＷＳの表面にはスタッド（鋲型突起）が付いている。これは、デザインを考えていた私に呼吸器内科看護師の岡本みどりさんが「Dumon Stentのように表面にスタッドを付ければ抜けにくいのではないですか」と提案してくれたアイデアを採用したものである。この話を聞いたBrunoは後に彼女の名前である〝みどり（green）のＥＷＳ〟を作成し、日本での学会に持参してくださった。フランス人のおしゃれな感覚である。また、ＥＷＳは上下端に把持部分を持っている。これは、手作りの時代に岡山医療センターの佐藤利雄先生が「両端に把持部分があると気管支内で転がった時に掴みやすいですね」とおっしゃってくださったアイデアをいただいたものである。

こうした過程を経て、１９９９年12月24日製品化されたfirst product（第一試作品）が私の元に届いたのであった。夢が更に現実に一歩近づいた瞬間であった。ビッグなクリスマスプレゼント、やはりフランス人はおしゃれであった。

第12話 オリジナルから一般化へ

シリコン製気管支充填材の製品化が現実のものとなりつつあったこの時期に、我々がオリジナルに開発し、実施してきたこの治療を一般化するためには、どういう条件をクリアするべきかを考え始めた。そして私の結論としては、⑴手技の標準化、⑵治療法の命名、⑶製品化された充填材の命名が必要であると考えるに至った。

⑴手技の標準化：標準化された手技がまずありきではなかったので、これまでの経験を思い出しながら我々が行ってきたやり方を整理していった。①局所麻酔下で、スライディングチューブ（気管チューブ）挿管化で行うこと、②気管支ファイバー、把持鉗子（FG-14P,OLYMPUS）を用いること、③Mサイズの充填材を気管支を押し広げるように嵌入しながら、深く充填すること、④原則として亜区域支に充填することなどが主な内容であった。

⑵治療法の命名：当時吸収性素材を用いて行われてきたこの治療法は、〝気管支閉塞術〟、〝気管支塞栓術〟、〝気管支充填術〟など、英語では、〝Bronchial obstruction〟、〝Bronchial embolization〟などさまざまの用語で呼ばれていた。呼吸器学会用語集にも統一された記載がなされていなかった。本法が一般化してゆくためには用語の統一が必要であると考え、国内外の先生方の意見を参考にして〝気管支充填術〟〝Bronchial occlusion〟を一貫して使用することとした。

⑶製品化された充填材の命名：製品が普及してゆくためには製品の呼び名が必須であると考え、NOVATECH社に命名を依頼した。会社からの回答は、〝Endobronchial Watanabe Spigots（EWS）〟（気管支内で用いる渡辺が考案したSpigot）であった。Spigotは聞き慣れない用語であるが、研究社新英和大辞典には、「樽などの通気孔を止める栓（plug）」と記載されている。Spigotが聞き慣れない単語であることが幸いし、現在ではSpigotがEWSのかわりに話し言葉で使われることも多くなってきている。製品に命名する権利が私ではなく企業にあることは当然のことであるが、製品名に私の名前が入っていたことが

国内の学会では後に物議をかもすのであった。それ以後は、私自身は国内では努めて略号である〝ＥＷＳ〟（後に商標登録）を使用するように配慮している。ちなみにＮＯＶＡＴＥＣＨ社の製品は、開発者の名前と使用用途を製品名に入れることを慣例としていた。例えば、Dumon 先生が開発したシリコンステントは、〝Dumon Stent（デューモンステント）〟と命名されている。

命名に関する物議は、オリジナリティーに関するフランスと日本の考え方の違いを感じた出来事ではあったが、略称ＥＷＳという名前も今では悪くないと感じている。

第13話 J.F. Dumon先生の驚きの評価

ＥＷＳが作られて約半年後の２０００年6月だったと思うが、吉村博邦会長のもと横浜で開催された第11回世界気管支学会にマルセイユ（フランス）からJ.F. Dumon 先生が来日された。この学会において、原田産業、学会長の御協力を得て〝ＥＷＳを用いた気管支充填術〟に関する勉強会を学会場内の一室を借りて開催した。製品が出来たばかりの時期、しかも医師による個人輸入以外にＥＷＳの入手方法のない時期に数十人の先生方にお集まりいただき、熱心に議論されたことは感謝に堪えないことであった。この学会期間中に開催されたＮＯＶＡＴＥＣＨ社主催のパーティーで Dumon Stent の開発者であり、〝呼吸器インターベンションの父〟といわれる Dumon 先生と直接お話しする機会があった。Dumon 先生は、会った途端「ＥＷＳは素晴らしい医療器具であり、将来多くの患者さん達の役に立つようになるよ。」とおっしゃってくださった。当時、〝世界中でゴールデンスタンダードのシリコンステントとなっていた〝Dumon Stent〟と〝ほぼ無名で、評価も全くなされていないＥＷＳ〟は比較することすらおこがましいと思っていることを伝えると、わざわざ通訳を呼ばれて「正確に渡辺医師に伝えてくれ」と前置きして、「私は社交辞令で言っているのではない。ここ10年で何か新しい医療器機を使った新しい医療技術が開発されたか？　私は、ＥＷＳはきっと大きな発展を遂げると確信している」とおっしゃってくださった。私自身がＥＷＳの臨床的意義や評価を正確に予測できていなかった時期に、Dumon 先生がこのような評価をなさったことに感謝すると同時に、Dumon 先生ご自身がご自分の感性に強い確信をもっておっしゃってくださったことにたいへん驚いた瞬間であった。その後、マルセイユで2年毎に開催された国際呼吸器

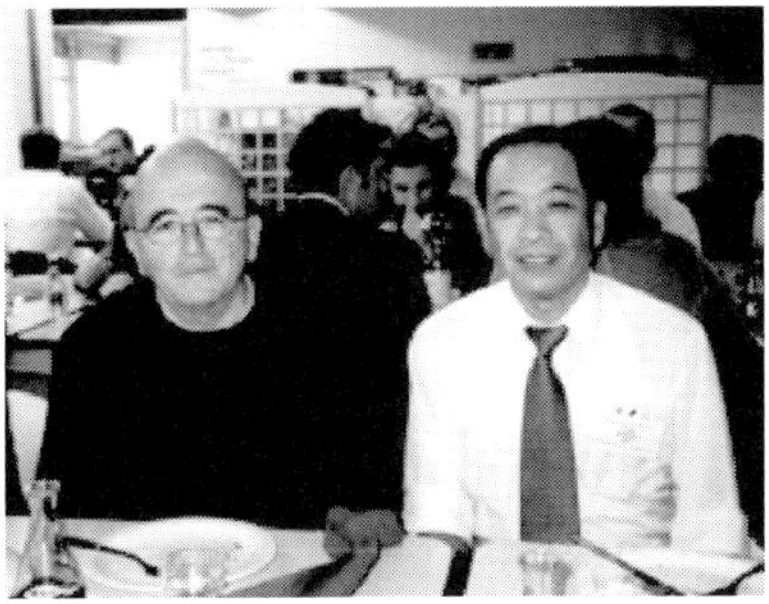
J.F. Dumon 先生と筆者

インターベンションコースには、講師として御招きいただき、ハンズオンセミナー（実技セミナー）のメニューにもEWSを加えてくださった。farewell party（お別れパーティー）の日には、Dumon 先生ご自身がアルファロメオを運転してホテルまで私を迎えにきてくれ、Dumon 先生の親族のワイナリーで作られた、ワイン6本入り箱を持参していただいたことは忘れがたい思い出である。

第11回世界気管支学会と同時開催となった日本呼吸器内視鏡学会学術総会の第1回大畑メダル（優秀演題賞）をいただいたことは、我々〝鼻くそ団子グループ〟にとってこの上ない励みとなった。大畑先生は呼吸器内視鏡の分野で大きな足跡を残されただけでなく、1980年代のわが国の気管支充填術の発展に大きく貢献された大先輩であったからである。

1991年 Dumon 先生は、シリコン製 Dumon Stent の使用経験を論文として報告され、同じ年に私共がシリコン製気管支充填材の使用経験を論文で報告したことは奇遇でもあり、気管支におけるシリコン製医療機器の有用性が見直された年であったと言ってもよいかもしれない。

第14話 達人の気管支充填術から学んだもの

2000年にEWSが製品化されて以後、Dumon先生の国際呼吸器インターベンションコースには、〝EWSを用いた気管支充填術〟の講師として私を御招きいただき、ハンズオンセミナーのメニューにもEWSを用いた気管支充填術を加えてくださった。

このコースは、レーザー治療、ステント留置などの呼吸器インターベンションが中心的メニューであり、世界から集まったセミナー参加者にとっても、他の講師陣にとってもEWSを用いた気管支充填術は、目新しく、慣れないものであったが、素直に興味を示し、一生懸命手技を身につけようとされる姿勢には各国からこられた講師陣の柔軟な姿勢をたいへん嬉しく感じた。わが国には、一般に確立され、権威づけられたものに対しては高い評価をするが、新しいもの、権威づけられていないものに対する受け入れは決して積極的とはいえない傾向がある。そういった意味で、Dumon 先生の国際呼吸器インターベンションコースの参加者が新しい治療手技である〝ＥＷＳを用いた気管支充填術〟を素直に積極的に受け入れてくださったことはたいへん嬉しい出来事であった。

　ブロンコボーイ（模擬モデル）を用いたハンズオンセミナー（実技実習）では、各国からの参加者は、新しい医療器具、医療技術である本法に熱心に挑戦した。休憩時間には、各国から招かれた米国の J. Beamis 先生、H. Colt 先生、スペインの JP Diaz-Jimenez 先生、イタリアの S. Gasparini 先生などの蒼々たる講師陣が物珍しそうに我々のコーナーを訪れ、「私にもＥＷＳの充填法を教えてくれ」と言うのであった。私自身はすぐには手を出さず、彼らの手技を見ながら必要があれば手伝おうと見ていると、彼らのほとんどは私の手助けなど必要とせず

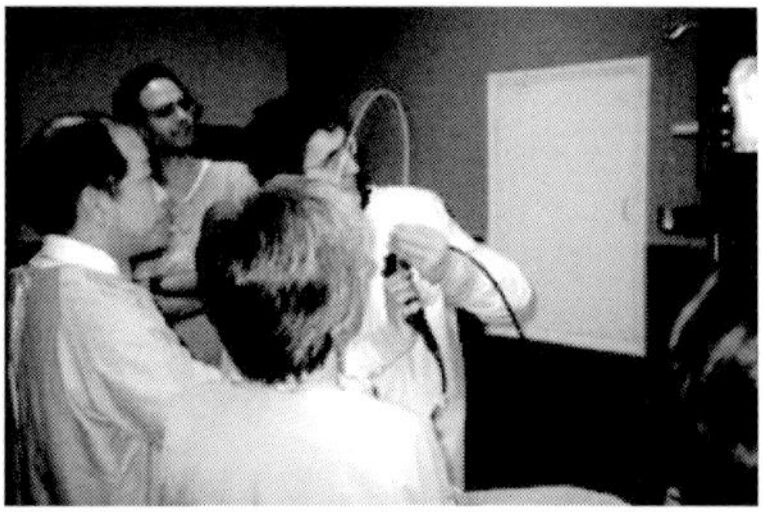
ブロンコボーイの実技実習に参加する各国の蒼々たる講師陣

見事にＥＷＳを気管支充填するのであった。

ＥＷＳを用いた気管支充填術の手技的難しさはよく問題とされ、私自身も手技的に難しい症例を経験することがあるが、気管支ファイバーの基本手技に十分に習熟している先生方にとっては、必ずしもさして困難な手技ではないことを実感したのであった。

つまり、達人たちの気管支充填手技を見ながら、この治療法における、気管支ファイバーの基本手技の習熟の重要性をあらためて実感したのであった。

第15話　えっ！　ＥＷＳは手に入らないの？

２０００年にＥＷＳが製品化され、販売も開始されたもののわが国の臨床の現場ですぐに使用できるようになったわけではなかった。海外で開発、生産された医薬品・医療機器をわが国の医療の現場で、医師が自分の患者さんに使用するためには、当然のことながらしかるべき手続きが必要なわけである。具体的にいえば、独立行政法人医薬品医療機器総合機構（ＰＭＤＡ：Pharmaceuticals and Medical Devices Agency）から医薬品・医療機器としての製造（輸入）承認（import license）を得ることが必須である。考えてみれば自分の発想が海外の企業によって具現化され、製品となったからといって日本の医療現場ですぐに使用できないのは当たり前の話であった。しかし、当時の私はこんな事すら知らなかったために、この後気管支充填材ＥＷＳがＰＭＤＡの認可を受け、コマーシャルベースで本邦において使用可能となるための長い道程が始まるのであった。

私が考案し、NOVATECH社が開発、生産し、原田産業が将来の輸入元となる予定でEWSは誕生したわけであるが、グローバル総合商社原田産業がPMDAの製造（輸入）承認を得るための事業を展開してゆくという大仕事が待ち受けていたわけである。製品の安全性に関する基礎データの提出、厚生労働省専門部会による希少疾病用医療器具としての指定（オーファン指定：難病などの治療で必要性が高いにもかかわらず患者数が少ないため採算の取れない医薬品・医療機器としての指定）、オーファン指定下での臨床試験、製造（輸入）承認申請といった数多くの過程をこなしてゆくだけでなく、前途には予想外の事態が次々と展開してゆくのであった。

予想外の事態の始まりは、原田産業でEWS開発の窓口として尽力していただいていた安本明弘氏が一時体調を崩され、担当部署から外れたことであった。私と、Brunoと安本さんの3人で話し合いながら進めてきたプロジェクトであっただけに大きな痛手であった。安本さんの後を引き継いだ桑野茂さんには、製造（輸入）

承認を得るまでのＥＷＳの入手方法である医師による個人輸入の手続きに関する問い合わせ、その他のさまざまな対応で現在までお世話になっていることには深く感謝している。

医師による医療機器の個人輸入は想像以上に大変で、個人輸入の了解を病院に取り付けた上で、発注書（勿論英語で）、医師免許書のコピー、代金の支払い方法などをＮＯＶＡＴＥＣＨ社に送り、ＮＯＶＡＴＥＣＨ社から送られてくるinvoice（請求書）に対して病院が支払いを済ませたことが確認された上でＥＷＳが医師宛に宅急便で送られて来るという手順である。

もう一つの大きな問題は、２００６年のいわゆる薬事法の厳しい改正であった。製造（輸入）承認取得の壁は一層厚くなったわけであるが、総合商社である原田産業が安本明弘さんを医療部門責任者に指名し、その後社長以下会社を挙げて製造（輸入）承認取得に力を注いでくださったことは感謝に堪えない。

第16話 臨床医の前に立ちはだかる壁

２０００年にＥＷＳが製品化されたとはいえ、既に書いたようにＥＷＳの入手方法は本書を執筆している現在に至るまで医師の個人輸入以外に道はなかったのである。（２００９年厚生労働省専門部会で希少疾病用医療器具の指定を受け、２０１０年から臨床試験を実施し、２０１１年ＰＭＤＡに製造（輸入）承認取得のための申請手続きを終了し、２０１３年2月に製造（輸入）承認が得られた。）

ＥＷＳの入手すら困難であるにもかかわらず、わが国でのＥＷＳを用いた気管支充填術を受けられる患者さんの数は年々増加の一途をたどり、日本呼吸器内視鏡学会が行ったアンケートでは、２０１０年の1年間に気管支充填術が３６７人の患者さんに行われており、そのうち２２７（61・9％）人の治療がＥＷＳを用いて行われていることは、その熱意に満ちた臨床家の先生方の努力に対して心より敬意を表したい。
努力はEWSの医師による個人輸入だけではない。(1)新しい治療法である〝EWSを用いた気管支充填術〟を行うことにその施設の倫理委員会の承認を得ること、(2)EWS1セットの代金750ユーロを誰が負担するかを決めること、(3)これまでに経験のない本治療手技を行うことを病院に了承してもらうこと、(4)本治療に熟練した医師を招聘する場合はそのための手続きをとること、(5)健康保険法に未収載(健康保険が効かない)の手技であることなどなどである。

これらの多くの問題があるにもかかわらず「この患者さんの命を救いたい」の一念で、これらの壁にいかに立ち向かえば良いかという相談を電話・メール・手紙などでいただいた数多くの先生方の熱い想いを決して忘れることはできない。

新しい医療技術、医療器具などを考案した医師の前に立ちはだかるこれらの壁を少しでも薄いものにしてゆきたいとの思いが〝NPO法人新しい医療技術を普及させる会〟を私共が立ち上げた理由である。C型慢性肝炎などの瀉血療法に用いる瀉血バッグ、食事療法などを考案した木村文昭先生、胸膜癒着術に用いるタルク(諸外国では随分以前から導入されている）のわが国への導入に尽力された坂英雄先生などＥＷＳの前に立ちはだかった壁と同様の壁に向かって御苦労をされた先生方がこのＮＰＯの役員に名前を連ねている理由はご理解いただけるものと思う。

　この厚い壁に立ち向かった実地臨床家の存在と熱い想いが、〝ＥＷＳを用いた気管支充填術を当たり前の医療技術にしよう〟とする私の心が折れそうになった時の力強い支えになった話は次項に譲りたい。

第17話 折れそうな心を支えたもの

ＥＷＳが、手術を避けたい治療のむつかしい患者さんに最も多く使用されていることから、〝気胸〟の勉強をもっとしておくべきだと考え、日本気胸嚢胞性肺疾患学会に入会した。この学会は呼吸器科医にとって本当に勉強になる学会で、呼吸器内科医の先生方には是非入会することをお勧めしたい。

入会から数年後の２０１１年の第15回日本気胸嚢胞性肺疾患学会総会の会長をさせていただくことになった。会長報告「気管支充填術の新しい展開」の講演を終えた時に、私の尊敬する千原幸司先生が挙手をされ、「先生はＥＷＳを考案され現在に至るまでに心が折れそうになる思いを何度か経験されたはずだと思う。折れそうな心を支えたものが何であったかを若い人たちに話して欲しい」とおっしゃられた。この瞬間、ＥＷＳをめぐるこれまでの出来事が私の頭の中を駆け巡り思わず感極まりそうになった。そして一瞬の間の後、次のように答えた。「製造（輸入）承認取得を含め、いろいろの壁にぶつかった時に、ＥＷＳを巡る煩わしいあれこれに関わるのはもう嫌だ！　もう止めよう！　と思ったことは幾度もありました。そんな時、不思議なことに熱意に満ちた素晴らしい臨床家、ＥＷＳで良くなって感謝してくださる患者さんとの感動的な出会いなどがありました。ＥＷＳを巡る仕事を手作りの時代から数えると20年以上、ＥＷＳが製品となってから10年以上ＥＷＳの普及に関する努力を続けてくることができたのは、そんな素晴らしい日本の臨床家、患者さんたちのお陰です。わが国にはより良い医療を患者さんに届けようとする素晴らしい臨床家が大勢おられることを皆様に知っていただきたいと思います」

ＥＷＳができて早い時期に、熱心にＥＷＳを用いた気管支充填術で患者さんを治療し、詳しい経過表、その後の患者さんの様子などを克明にお知らせいただいた愛媛国立療養所の佐藤愛子先生、間質性肺炎の患者さんの開胸肺生検（手術的に肺の一部分を取って行う病理検査）後のエアーリークが2か月続き、ＥＷＳで良くなった時に病棟に駆けつけ涙を流して喜んでくださった南岡山医療センターの濱田昇先

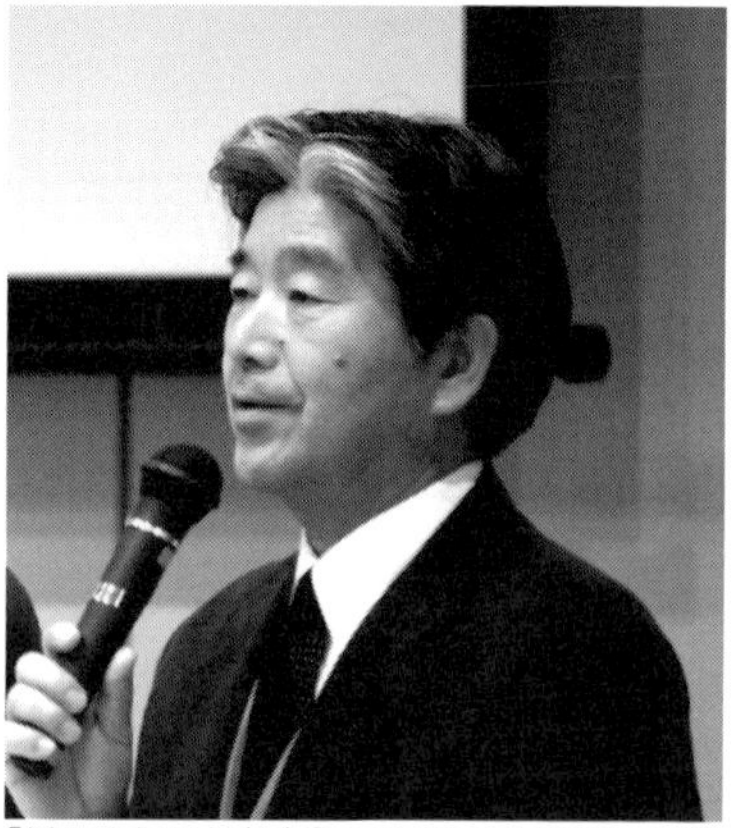

「折れそうな心を支えたものについて語って欲しい」と千原先生

生を始め、EWSが製品となってから約12年の間に出会うことができた全国の素晴らしい臨床家の先生方には頭の下がる想いであり、これらの先生方の並々ならぬ苦労なくしては現在のEWSは存在しなかったものと考えている。度々折れそうになった私の心を支えてくれたものはこれらの方々の存在に他ならない。

第18話

「池田賞」落選の裏側

「1989年に経験した腎盂気管支瘻に対する固形シリコンを用いた気管支充填術の考案、有用性の報告論文」。「その後約10年間に9例の症例に手作りの固形シリコンを用いた気管支充填術を行い有用であった報告論文」、2000年にEWSが製品化され35施設の37症例に使用され有用であった報告論文「難治性気胸、気管支瘻に対するEWS（Endobronchial Watanabe Spigot）を用いた気管支充填術の有用性」（気管支学。Vol 23(6) 2001）などの業績で中国四国支部長の清水信義教授が2002年の日本呼吸器内視鏡学会「池田賞」候補に推薦してくださった。結果は池田賞選考委員会でその年の「池田賞」に選考されず落選であった。2001年10月の池田賞選考委員会が開かれた日の夜、岡山赤十字病院玉野分院の当直に行っていた私に、気管支ファイバーの開発者であり、日本気管支学会（現日本呼吸

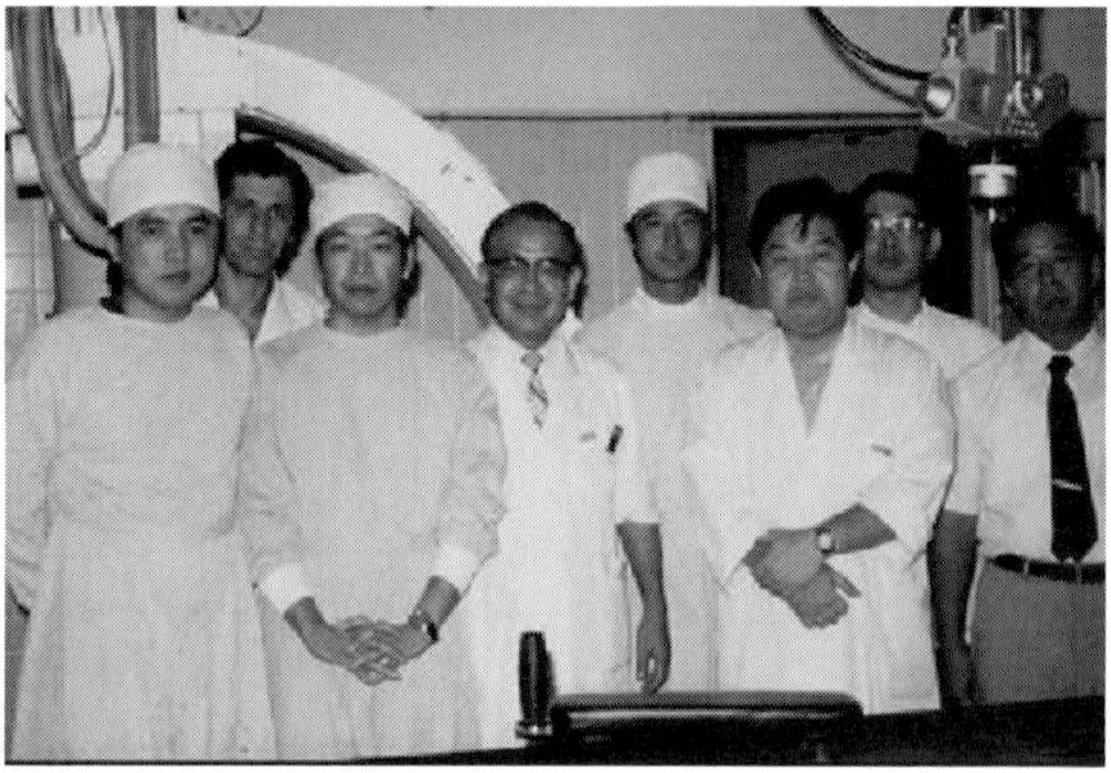

池田茂人先生ご本人から励ましのお電話をいただく

器内視鏡学会)、「池田賞」の設立者でもあり、当然池田賞選考委員の1人でもあった池田茂人先生ご本人から電話がかかってきた。当時、池田先生は脳梗塞後遺症のため言葉がかなり不自由であったが、この日の先生は驚くほど明解な言葉で力強くお話しをしてくださったことが印象的であった。池田先生のお電話の主旨は以下のようなものであった。「私はオリジナルな仕事で既に国外で高い評価を受けている先生の仕事は池田賞に選ばれるべきだと主張した。選考反対論のなかには充填材の製品名に先生の名前が入っていることへの批判まであった。選考基準の年齢制限を撤廃したので、症例数の更なる集積、英文誌への報告などを含めて努力し、もう一度チャレンジして欲しい」と。池田茂人先生の学会、池田賞に対する強い想いを感じると同時に私に対する思いやりに満ちた電話に感動した。その一方で、学会、学会賞の裏側を垣間見た気持ちで、この時は「池田賞」再チャレンジには躊躇があった。しかしながら、症例を更に集積し、英文誌 Journal of Bronchology への投稿などの後、「池田賞」に再チャレンジし、2004年福岡正博会長のもとで開催された第27回日本呼吸器内視鏡学会で「池田賞」を受賞した。私が「池田賞」に再チャレンジした理由は2つあった。1つは、私にお電話をいただいた2か月後の2001年12月25日に池田先生が急性心筋梗塞のため他界されてしまったのである。つまり10月の先生からのお電話は私に対する遺言になってしまったのである。もう1つは、地方の小さな呼吸器内科とそれを支えてくれた仲間たちに「池田賞」をいただくことができれば、我々の仲間が少しは報われるだろうとの思いであった。その後暫くして、「池田賞」選考委員として池田賞の選考に私自身が数年間関わることになるのだが、選考委員会では、いつも自分の落選、受賞の経験を振り返りながら、「池田賞」は如何にあるべきかに思いを巡らせながら選考にあたるのであった。

第19話

池田茂人先生から学んだもの…

ずっと以前のことになるが、1982年6月から2か月間国立がんセンター肺診断部に研修を受けに行った。いや、内視鏡部の池田茂人先生のもとに任意研修をさせてもらいに行ったという方が正確であろう。

卒後初期研修医生活の後、岡山大学第二内科の研究生として肺癌細胞株の樹立、動物への継代移植などの研究をしていた医学部卒業後4年目の春、木村郁郎教授から神戸市立西市民病院に呼吸器内科を立ち上げるようにとの命を受けた私は、1980年4月から同院に赴任した。呼吸器疾患患者さんたちの診療に当たっていたものの、呼吸器疾患の診断には苦慮することが多く、胸部レントゲン読影（CTはまだ利用されていない時代であった）、気管支鏡を中心とした診断学の勉強のため学会場で池田茂人先生に直接交渉し研修を受け入れてもらったのであった。

池田先生が世界初の気管支ファイバーの開発者であることは周知のごとくであるが、気管支ファイバー開発の経緯は柳田邦男著の「がん回廊の朝」に詳細に記されている。気管支ファイバーを町田製作所と共同開発するにあたって、〝気管支ファイバー〟が満たしておくべき池田先生が考えられた条件の記載は実に興味深く読むことができる。国立がんセンターでの研修中に池田先生から、(1) 気管支ファイバーを普及させるために重要なこと、(2) 気管支ファイバーをわが国だけでなく世界に普及させることの重要性、(3) 気管支ファイバーの正しい手技を普及させることの重要性、(4) 気管支ファイバーという医療機器開発によって気管支学を発展させることの重要性などにつき直接お話しをうかがう機会を得た。このことは、振り返ってみれば、後のEWSの開発においてどのようにものごとを進めて行くかを考えるうえで随分参考になったように思える。

私が国立がんセンターでの研修を受けた年は、池田先生が脳卒中で倒れられる前年で、先生が現役で気管支ファイバーを握っておられる時に直接研修を受けることができたこと、その後も、折に触れて先生からいろいろとアドバイスをいただいたことは非常に幸運であったと振り返ることができる。

第20話

池田茂人先生から若い医師たちへ

世界初の気管支ファイバー開発からおよそ15年後、そして先生自身が現役で気管支ファイバーを握っておられた最後の年となった1982年に池田茂人先生の元で研修を受けることができたことは非常に幸運であった。

気管支ファイバーの安定した保持のため脇を空けないこと、ファイバーの十分な回転操作のためには手のひらではなく指関節で気管支ファイバーを保持すること、ファイバーの十分な回転操作のためには保持部分と先端部の追従性を良くすることが必要であり、そのために気管支ファイバーを立てて持つこと、ファイバーをたわませないことなどを厳しく指導された。最近、EWSの充填手技のコツについて思いを巡らせるにつけ、気管支ファイバーの〝前進後退〟、〝up and down〟、に比べ回転操作が最も大切であると実感している。消化器ファイバーのようにright and

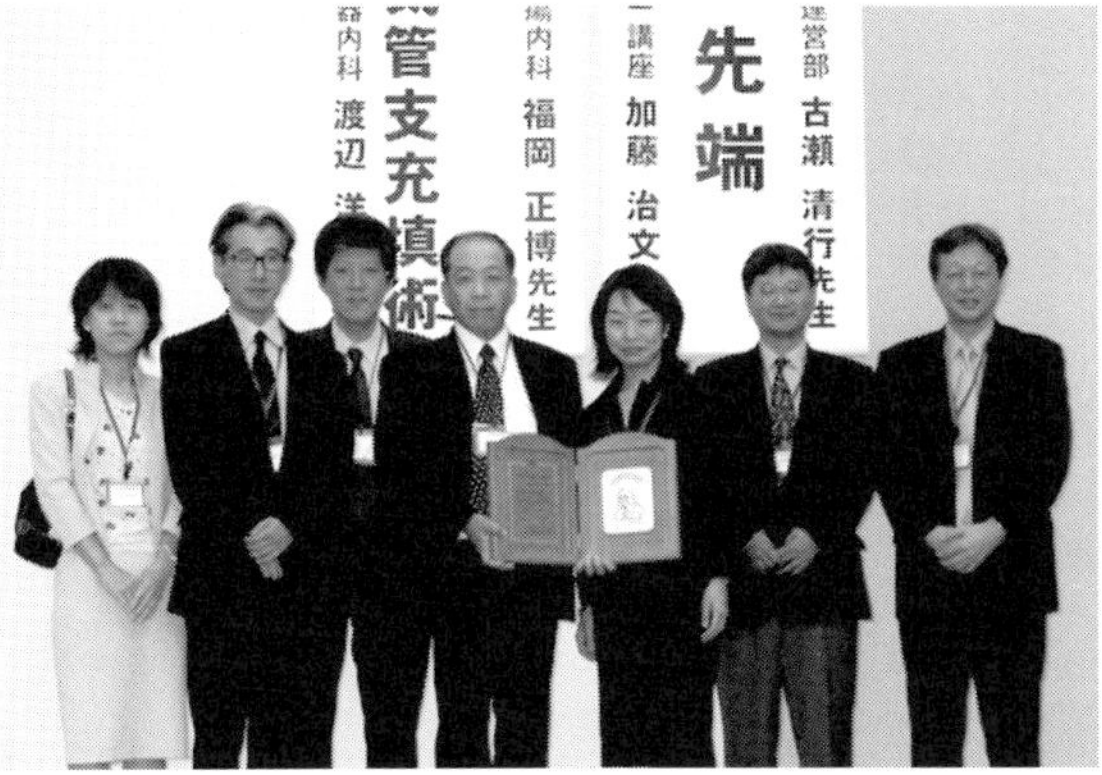

2004年6月の日本呼吸器内視鏡学会で「池田賞」を受賞

leftのアングル機構を持たない気管支ファイバーの基本操作にとって、回転操作の重要性とそのためのポイントを教えてくださったことの重みを今更ながら振り返る。

国立がんセンターでの研修後は、世界気管支学会の開催地でお会いし池田先生と奥様からいろいろとアドバイスをいただくことが多くなった。呼吸器疾患の診断にとって必須となった気管支ファイバーの発展を国内にとどまらず世界各国の先生方と共有することの重要性は言うまでもないことであるが、脳卒中後遺症を抱えながらご夫妻で国際学会に参加される池田先生ご夫妻の姿勢やお話しから世界に目

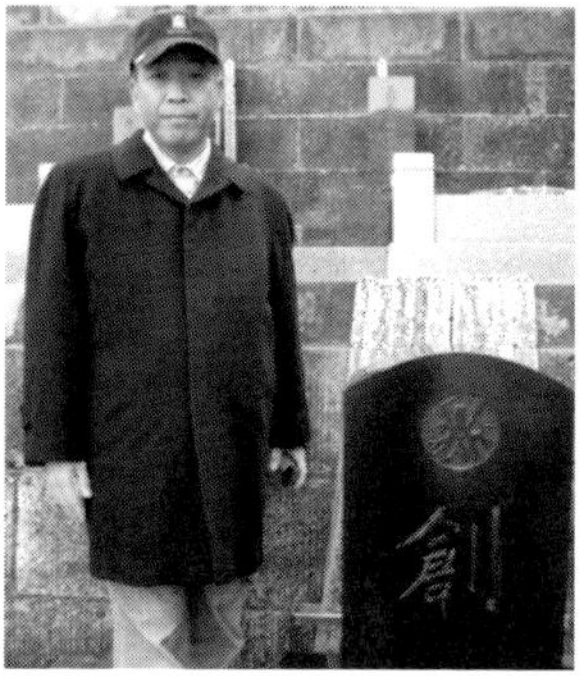

池田先生の命日に鎌倉のお墓を訪れ
「池田賞」受賞の報告

を向けることの重要性を教えられることが多かった。わが国がリードしてきたWCBIP（World Congress for Bronchology and Interventional Pulmonology）に積極的に参加し、各国の先生方と交流することは、国際学会参加が決して容易ではないわが国の諸事情を考えても、呼吸器科医、特に若い呼吸器科医にとってたいへん有意義なことであると考えている。

２００４年の６月の日本呼吸器内視鏡学会で「池田賞」を受賞した私は、その年の12月25日（池田先生の命日）に鎌倉の池田先生のお墓を訪れ、「池田賞」受賞と池田先生の御指導に感謝しながら努力する決意を報告させていただいた。固形シリコンによる気管支充填術1症例目から15年後、ＥＷＳ製品化から3年後のことであった。

第21話

3つの夢の叶え方

我々が抱く夢には3種類あると常々思っている。⑴ 現実的な目標と呼んでもよい夢、⑵ 難しいかもしれないが実現できる〝競馬で馬連を当てるような〟夢、⑶ 実現の可能性はかなり低いと思われる〝万馬券、宝くじ当選〟に近い夢。の3つである。仕事においても私生活においてもこれら3つの夢を持ち、どの夢かを意識して努力することも楽しいものである。

ＥＷＳの臨床データを学会発表しはじめた2000年、多くの方から高度の肺気腫に対する内科的治療として注目されはじめていた内視鏡的肺容量減量術(Endoscopic Lung Volume Reduction)へのＥＷＳの臨床応用の研究を進めるべきではないかとアドバイスをいただいた。一番早かったのは、2000年の横浜で開催された世界気管支学会での発表後、ニューヨークから参加していた医師がやって来て、「先生が研究を進めないのであれば我々がやるよ」と言われた。

内視鏡的肺容量減量術（ＥＬＶＲ：Endoscopic Lung Volume Reduction）というのは、肺気腫、慢性閉塞性肺疾患（ＣＯＰＤ）の患者さんで薬物療法だけでは症状を抑えられない重症の患者さんに対して内視鏡的処置で症状を良くしようという考え方である。１９９５年にCooper先生たちが重症の肺気腫患者さんたちに対する外科手術（ＬＶＲ：Lung Volume Reduction）の効果を報告し、わが国でも岡山大学の伊達洋至教授（現京都大学教授）らがこの治療の効果を報告されている。ただこの手術は重症肺気腫の患者さんにとっては侵襲が強い。２００1年ロンドンで仕事をしていたTomaらが同じ理論に基づいた治療を気管支ファイバーで行うメリット、意義を報告された。それ以後、世界中で数種類の方法を用いたＥＬＶＲの有効性、安全性を検証する臨床研究が進められている。

これらの提案があったとき、私はＥＷＳを用いたＥＬＶＲの研究には手をつけなかった。その理由は、ＥＬＶＲの研究は⑶の夢であると思ったからである。他方、ＥＷＳを用いた気管支充填術の難治性気胸、術後肺瘻、気管支出血などに対する一般使用の有用性の確立は⑵の夢であった。ＥＷＳの一般使用を確実に普及、定着させ、ＥＷＳが臨床現場にとって有用な新しい医療器具であることが定着した後にＥＬＶＲの研究に手をつけたかったのである。つまり、ＥＬＶＲの研究に早い時期に手をつけ、否定的結果が出た時にＥＷＳという医療器具そのものの存在意義を危うくするリスクをどうしても避けたかったのである。

そうした戦略の中で２００４年に、欧州の呼吸器科医からＥＷＳを用いたＥＬＶＲの研究計画書を作成して欲しいとの依頼があり、そろそろＥＬＶＲの臨床研究を開始しても良いだろうと判断し、プロトコール（研究計画書）を作成し、現在本邦においても多施設での臨床研究が進行中である。ＥＷＳ以外のＥＬＶＲの方法論はＥＬＶＲのみを目指した医療器具を用いての研究であり、転ぶわけに行かないが、我々はＥＷＳの一般使用の意義を検証した上での臨床研究であり、万が一ＥＬＶＲの研究で転んでも大丈夫なわけである。このことは大切なポイントであると考えている。

第22話 日本の医療機器メーカーの皆さんへ

ＥＷＳはこれまで述べたごとく、幸か不幸か国内の医療機器メーカーからシリコン製の充填材の開発を断られ、南フランスのＮＯＶＡＴＥＣＨ社で開発、製造されることになった。国内の医療機器メーカーで医療機器の開発をされた、諸先生のご苦労を横から見ていて感じることがある。

宮澤輝臣教授はＴＭステントを国内で開発され、木村文昭先生は瀉血バッグを国内で開発され、坂英雄先生はタルクがわが国で臨床使用されるよう臨床試験、承認申請をされた。こうした先生方は私が経験しなかったご苦労を経験されている。新しい医療機器を考案、開発される先生方はその医療機器の向こうに多くのアイデア、将来的発展性のビジョン、夢をお持ちであり、そのことを国内の医療機器メーカーが十分に理解していないことに御苦労の原因があるように思う。そのために医師のアイデアを企業のものとして取り込んでしまい、医師との関係を損ない、結果として、その医師と良好な関係を保ちながら更なる発展を展開するということができていないようである。

ＮＯＶＡＴＥＣＨ社の親会社は現在ドイツにあり、各社はフランス、ドイツ独特の欠点も持っているが、上述した国内企業が持つ欠点は少ないように思う。彼らは開発者のオリジナリティーに対する敬意を持続して持っており、開発者に対する配慮を失わない。

わが国の先生方がたくさんの素晴らしいアイデアを持っていることは世界に誇る大切な事実である。アイデアを持つ医師、医療機器メーカー、ＰＭＤＡ、厚生労働省が良好な関係を持ちながら連携してゆけば、素晴らしい成果がわが国発で発進できるものと信じて疑わない。〝このことに少しでも力となりたい〟の想いが〝ＮＰＯ 新しい医療技術を普及させる会〟設立の理念である。このことに最も強い気持ちを持っておられるのは、病気に苦しむ患者さんや家族の方たちであり、わが国の大勢の〝患者さんたちに早く良くなって欲しい〟との熱い想いを持つ臨床家たちである。

この趣旨に賛同してくださる方々の、ＮＰＯ法人新しい医療を普及させる会への参加を願ってやまない。（入会手続きはＮＰＯ法人のホームページにあり、年会費は５０００円である。）

第23話 心優しきPMDAの審査官！

医薬品、医療器具などを世の中に出すための承認を得るにはＰＭＤＡ（独立行政法人医薬品医療機器総合機構）の審査官による厳正な審査を通過することが必要だが、〝ＰＭＤＡの審査官は厳しい〟と思い込んでおられる方が多いようである。特に製薬企業の開発部門の方にその傾向は強いように思われる。しかしながら、私がＥＷＳの製造（輸入）承認申請を通して知り得た審査官の方々は心優しき方が多いと思っている。〝そんなこと信じられない！〟って大きな声が聞こえてきそうだが、この認識の違いは何に由来するのだろうか。

原田産業さんの製造（輸入）承認申請には、⑴ＥＷＳの開発者である私自身も関わっているから、⑵承認申請したＥＷＳが既に個別輸入によって臨床現場で使用されている実績があるから、⑶学会などで製品の有用性、安全性が実証されているから、などの特殊事情があるからかもしれない。

しかしながら私自身は、大勢の方々が〝ＰＭＤＡの審査官は厳しい、怖い〟と思っている原因には以下のようなことがあると感じてきた。製薬会社などの新製品の紹介プレゼンテーションの多くは、製品にとって、会社にとって都合の良いことがちりばめられており、とてもそのまま真に受けるわけにはいかないと感じることがよくある。どんな素晴らしい新薬にも、長所と欠点、注意を必要とする点があるはずであり、完全無欠の製品であるがごときプレゼンテーションには、科学的、良心的でない作られ方に気づくことも多い。新薬を早く、たくさんユーザーである我々医師たちに使わせたいという意欲はよく理解できるのだが……。

ＰＭＤＡの問い合わせ事項などに対し、製薬企業は本当に、新薬の本質、長所、欠点を知り尽くし、適確な説明をしているのだろうか。自社の新製品が可愛いあまり、前記のようなプレゼンテーションに相通じるような傾向はないのだろうか？どんな製品についても、科学的、良心的説明をしてゆくこと（ある時は弱点を弱点として認めること）が、ＰＭＤＡ審査官と企業の信頼関係を作り、スムーズな承認に至るのだと信じている。

米国のＦＤＡ（Food and Drug Administration: アメリカ食品医薬品局）、わが国のＰＭＤＡのような厳しい審査制度があり、承認した製品の責任は全て国にありとする制度のあり方が、医療現場、患者さんたちにとって好ましいか否かに関しては別の項で私の私見を述べる。

第24話

ＥＷＳ製造（輸入）承認、保険診療への道

「ＥＷＳを自由に、早く使えるように！」という臨床家の先生方や患者さんたちからの要望は、ＥＷＳが製品化から10年を過ぎた現在、ますます強くなってきたように思う。現在、ＥＷＳを用いた気管支充填術を行おうとする場合、既に書いたような5つの壁をクリアする努力が必要である。中でも〝コマーシャルベースで入手できない事〟〝健康保険が認められていない事〟は最大の壁である。これらの壁を取り払う努力が原田産業を中心に２００７年から２００８年にかけて本格的になった。ＮＯＶＡＴＥＣＨ社と私が中心となってＥＷＳを開発し、普及に向けて原田産業が尽力して下さり、医療の現場、学会などでも認知されてきた詳しい経緯を詳しく知られた原田産業社長が「本格的にＥＷＳの製造（輸入）承認申請に動こう」と決意してくださったのである。原田産業がコンサルティング会社Ｍの協力も得

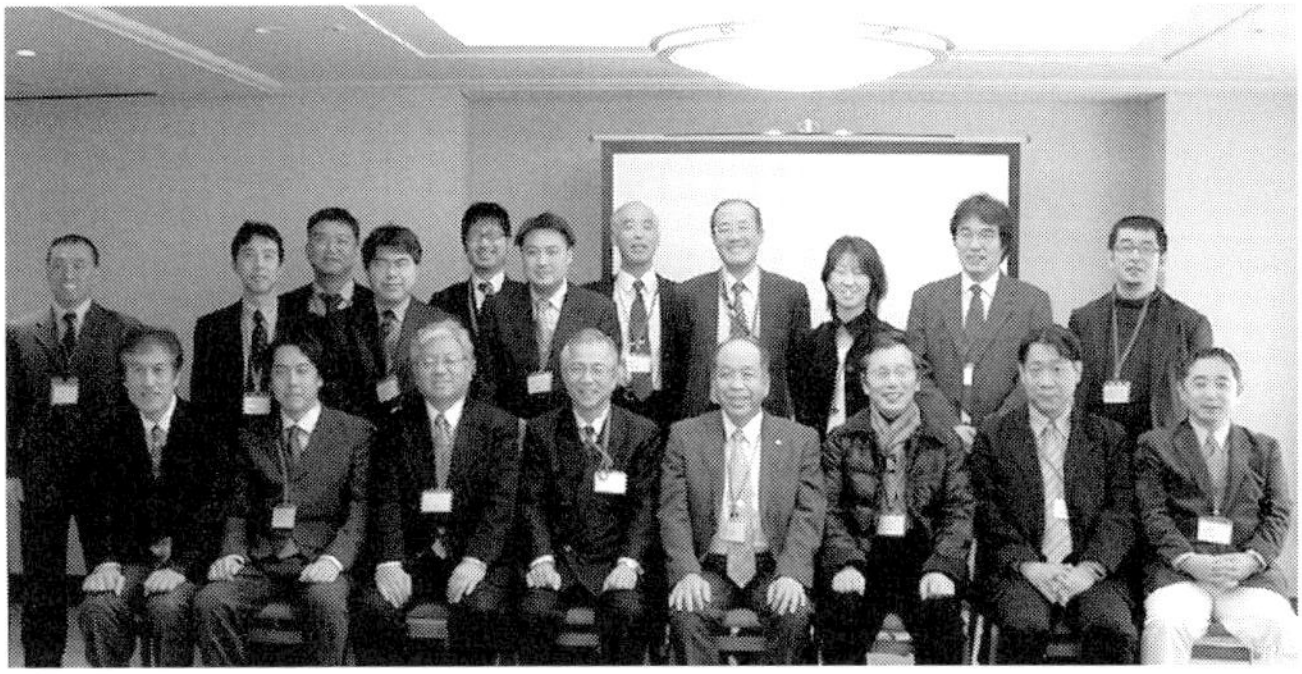

臨床試験のキックオフミーティング

て、ＰＭＤＡとの本格的な相談に動いてくださったのである。相談の中で、希少疾病用医療器具としての指定（オーファン指定）を受けられるか否かの検討、製造（輸入）承認を得るための臨床試験に向けての準備などが具体的に検討されていった。

医療器具のみの輸入に特化してはいない総合商社の原田産業社長が、患者さんのため、より良い医療のための視点で製造（輸入）承認申請に本腰を入れる決断をしてくださったことには、言葉で尽くせない感謝の念を持っている。原田壽夫社長は、企業人としてのみならず1人の人間として尊敬してやまない人格者であると感じている。こ

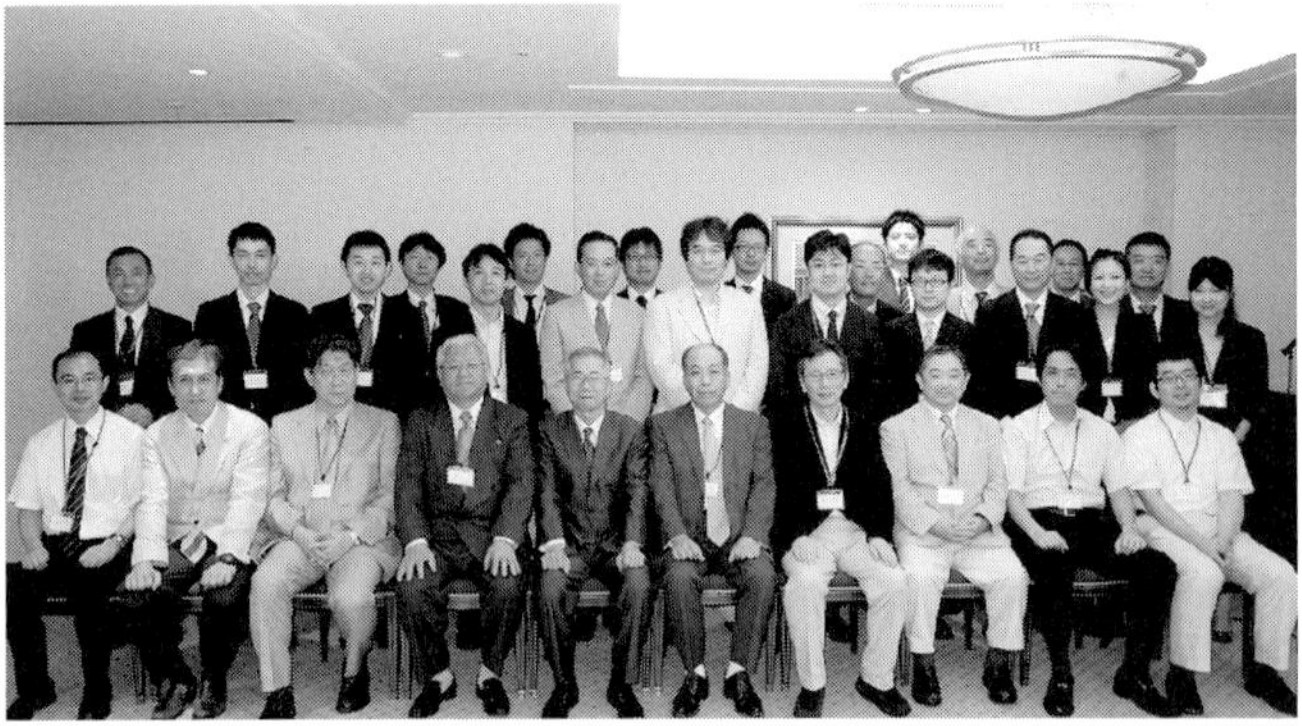

全国６施設から集まってくれた臨床試験担当者と原田産業，コンサルティング会社Ｍの皆さん

うした経緯の中で、２００９年厚生労働省専門部会で希少疾病用医療器具の指定を受け、２０１０年から臨床試験を開始した。臨床試験のキックオフミーティングは新大阪駅横のホテルで行われ、全国6施設からの臨床試験担当者と原田産業、コンサルティング会社Ｍの皆さんが集まり、臨床試験の打ち合わせを行った。

目標症例数に向けた臨床試験は順調に進行し、２０１１年臨床試験を終了して臨床試験報告書をまとめ、ＰＭＤＡに製造（輸入）承認取得のための申請手続きを行った。ＰＭＤＡと原田産業の間で審査へ向けての問い合わせ、回答などのやり取りが終了し、製造（輸入）承認が平成25年2月やっと得られた。一日も早く製造（輸入）承認が認められ、健康保険対応が決まり、ＥＷＳが誰もが当たり前の保険診療として受けられる医療となることを願ってやまなかった私の夢がやっと実現した。

第25話 患者さんのため！

1人の患者さんに出会い、固形シリコンを用いた気管支充填術を考案してから23年、シリコン製充填材EWSを開発してから12年を超える歳月が流れようとしている。EWSの製品化、医師による個人輸入など多くの壁を克服しての患者さんの治療実施、学会での評価、製造（輸入）承認申請のための努力など数えきれない方々のこれまでの御尽力には感謝するばかりである。しかしながら、EWSがフランスで製品化されてからわが国で通常の医療として使用可能になろうとしているこれまでの道のりを振り返ったとき、余りにも長い時間と多大な労力、そして多大な経費を要したようにも感じる。将来のわが国の医薬品・医療機器承認制度は如何にあるべきなのであろうかと時に想いを致す。世界の医薬品・医療機器の承認制度には2つの大きな流れがある。1つは、米国の制度に代表される、詳細な臨床試験データに基づいて個々の医薬品、医療機器別に審査を行い、市販後に重大な副作用などの問題が発生した場合は国が責任を負うやり方であり、もう1つは、欧州に代表される、医学的視点から見て合理的に作られているものには個別品目審査を原則行わないやり方である。わが国の審査制度は前者に近い。前者のやり方は、膨大な労力、長い時間、莫大な経費を必要とし、時に患者さんの利益が後回しにされがちである。新しい医療を患者さんが受けることができるメリットと、審査を簡素化したためのリスク管理のバランスは極めて重要な問題ではあるが、承認者であるＰＭＤＡの責任追求ばかりに走るのではなく、状況を柔軟に判断して時には患者さんの利益を優先した大胆に判断できる裁量権をＰＭＤＡに与えることも必要なのではないかと思われる。

このことは、世論、マスメディアの後押しなしには実現しないと思われるが、わが国の、優秀で、アイデアに満ちた研究者たちの恩恵を患者さんに届け、医療産業が健全な発展を遂げるためには、極めて重要なことであると考える。

また、わが国では、医薬品と医療機器が同じ〝薬事法〟のもとで審査、承認されている。医薬品開発と医療機器の開発、改良の間には随分と異なった事情がある。医薬品は患者さんが定期的（時には毎日）に内服、注射などをする場合が多く、医療機器は一度買うと通常数年以上は買い替えない。また、医療機器は小さな改良は頻繁になされそのたびにＰＭＤＡの審査、承認を受けなければならない現状は、医薬品における事情と比較して不合理に思われる。これらの問題を含め、企業の採算性の観点からも医療機器メーカーに対する配慮が必要であるように思われる。日本医療機器産業連合会も指摘しているように、医薬品と医療機器は別のルールのもとで審査されても良いのではないだろうか。

医療機器開発、承認申請に関わる機会を得た私としては、日本には素晴らしい医療従事者、研究者、医療機器メーカー、貿易会社、ＰＭＤＡの方たちがおられると感じている。これらの方々の「より良い医療機器を早く患者さんたちに届けたい！」との想いがうまく実現するシステム上の改革を切望するばかりである。

第26話 神様からのプレゼント！

1人の患者さんとの出会い、EWSの開発に携わったことによって、私の医師としての仕事のみならず、私の人生は大きく変わった。「人生は計画されていない、自分の目の前に現れるさまざまのできごとに対応することである」と言われる。EWSの開発経緯の中で、さまざまの人々に出会うことができ、そのことが私個人の人生までも大きく変えていった。出会いの中には、これまでにも紹介してきた大勢の医師、医療関連企業の方々、行政の方々などがおられるが、ここからは、医療業界以外の方を中心に紹介してゆきたい。

これらの話は、我々の〝NPO 新しい医療技術を普及させる会〟の主旨と直接関係ないように思われるかもしれないが、決してそうではないことは最後までお読みいただければご理解いただけることと思う。

つまり人との出会いが人生を大きく変えてゆくのであり、その出会いとは〝同じ想いを持った人、同じ想いを共有できる人、同じことに感動できる人〟との出会いのことであり、決して仕事の立場上などの出会いなどではないことは強調しておかねばならない。そして、立場上の出会いの場面では、常識的・形式的対応で十分である場合が多いが、〝同じ想い、感動を共有できる人〟との出会いでは素直な自分、本音の自分を積極的に出してお付き合いし続けることが必須であると感じていることも強調しておきたい。

これからの話には何人かの著名人も出てくるが、ご本人にはできるだけ御迷惑をおかけしないよう配慮して、人物としての実像、魅力などについて書きたい（暴露させていただきたい）と思っている。

出会いの1人目は、私が心から尊敬する三角紘容さんから始めなければならない。三角さんは長崎グラバー邸に隣接する〝妙行寺〟のオーナーであり住職さんである。しかしながら、この方の持っておられるもの、活動の広さ、奥深さ、素晴らしさは職業などの概念に収まるものではなく、敢えてこれ以上の解説は避けておく。三角さんとの出会いは、三角さんが呼吸器疾患を持って困っておられ、それに対応してもらえる医師をニューヨーク在住の友人に相談され、その方がシアトルの嚢胞性肺疾患の治療法で有名な Springmyer 先生に相談され、Springmyer 先生から相談が私にあり、当院で三角さんにお会いすることになったことがきっかけである。Springmyer 先生とは、2002年ボストンで開催された世界気管支学会で共にシンポジストをつとめてからの友人であった。三角さん入院中に見舞いにこられた俳優として、クイズ王として、名誉ソムリエとして皆さん良くご存知の辰巳琢郎さんと出会った。私にとっての彼の魅力などを次に書こう。

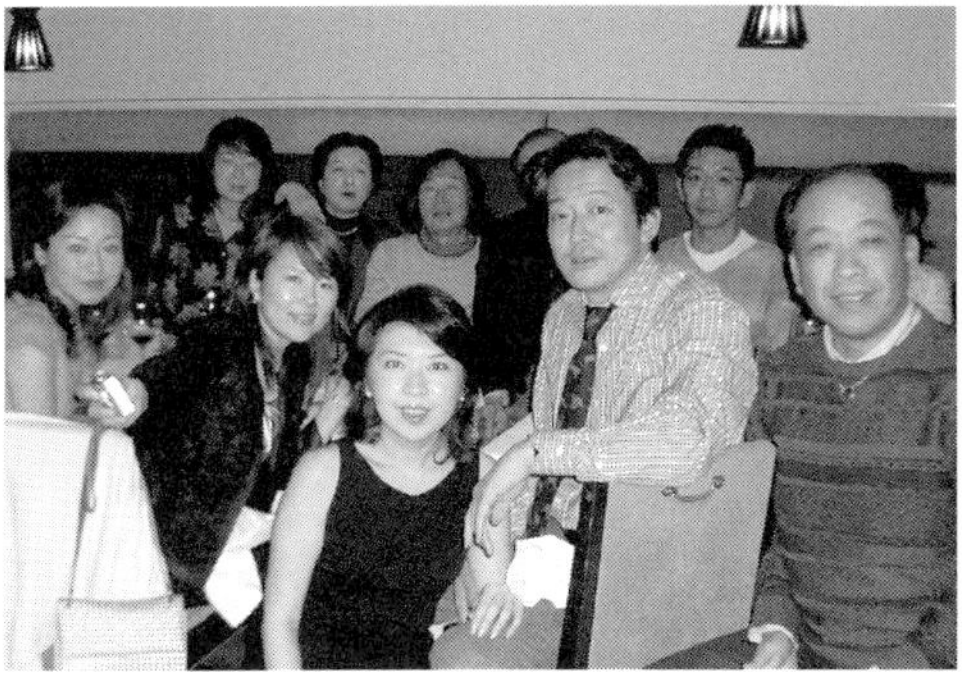
三角さんを介して出会った多くの方々

第27話 道草のすすめ！

２００２年頃であったろうか、三角さんの旧友である俳優辰巳琢郎さんがたびたび当院にお見舞いにこられた。三角さんは不思議な人脈の持ち主で、東京で行われた快気祝いには、指揮者小林研一郎ご夫妻、俳優柴田恭兵ご夫妻、ソプラノ歌手中丸三千繪さんなどがお見えになっていた。この日辰巳さんは親族の御不幸と重なりお見えにならなかったが、その後テレビの番組〝にょっきんセブン〟収録で岡山に見えられた時に一緒に食事をする機会があった。二次会に行く道すがら〝いざ立て戦人よ〟を辰巳さんが口ずさみ始めた。私もそれに会わせて口ずさみながら歩いていると、「どうして男声合唱曲を知っているのですか？」と尋ねられた。「大学時代に男声合唱をしていたので」と答えると「じゃあ、〝六本木男声合唱団倶楽部〟に入ってください」と誘われて即入団。その年のキューバ国際音楽祭で三枝成彰団長作曲の〝レクイエム〟をキューバ国立交響楽団の演奏で歌うはめになるのであった。六本木男声合唱団倶楽部は、各界の著名人もたくさん所属しているユニークな合唱団であるが、三枝団長は元より数々の貴重な出会いがあったことには後に触れたい。

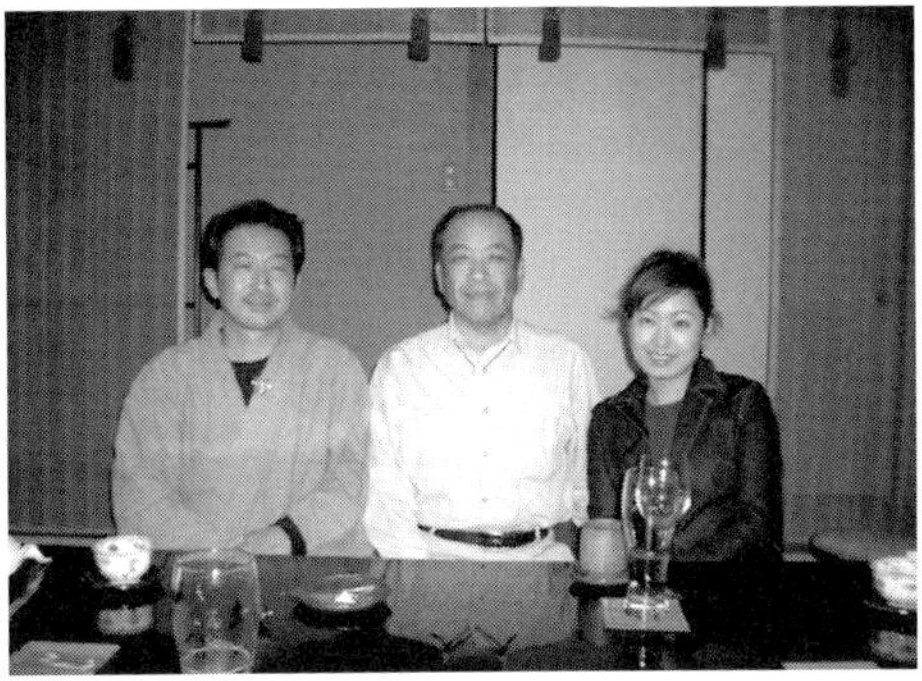
辰巳さんに誘われ六本木男声合唱団倶楽部に入団

　ほぼ同じ時期に、〝あぶないデカ〟などで御存知の柴田恭兵さんと、辰巳琢郎さんという2人の俳優さんと知り合うことになるのであるが、当初どちらかというと俳優としては柴田さんのスタイルが好きであった。理由は、辰巳さんは俳優、ミュージカル、クイズ、バラエティー、グルメ、ワイン、種々の文化活動まで器用にこなされ、俳優一筋に徹しても良いのではと感じていたからであった。

　しかしながら、ある日を境に次第に辰巳さんの世界に惹かれてゆくのであった。長崎の伊藤一長市長が銃弾に倒れた年、長崎のブリックホールで平和を祈るコンサートが開催された。20~30人で行われた打ち上げの会には、伊藤一長さんの奥様、娘さん、長崎平和大使の高校生なども参加していた。この場でスピーチを求められた辰巳さんは、「高校生の皆さんは素晴らしい活動をしておられるが、あなたたちの活動だけが全てと思わないで欲しい。世界には多くの紛争がありその中でいろいろな視点で平和を願って努力している若者がいる。いろいろな視点で物事を見ることを忘れないで欲しい」という主旨の事を述べられた。同じ頃、辰巳さんは「道草のすすめ」の著書を発刊しており、多くの事を経験することの意味、いろいろな視点に立ってものごとを考えることの意味を説いており、また実践しているのでもあった。辰巳さんの近くに学生時代から後輩のｉＰＳ細胞の研究で２０１２年のノーベル医学・生理学賞を授賞された山中伸弥教授を始め医療職の方が大勢おられ、医療に対して深い見識をお持ちであることもつけ加えておきたい。

第28話

六本木男声合唱団倶楽部の魅力！

辰巳琢郎さんに勧められて入団した六本木男声合唱団倶楽部は素晴らしい合唱団であった。指揮者、パートリーダーなどの指導陣の音楽的レベルが高いことはもちろん、各界の著名人が多いにもかかわらず、本業を団の活動に持ち込まず、個人として音楽を、そして人生を謳歌する雰囲気がみなぎっている。その根源は何といっても団長三枝成彰先生の魅力である。六本木男声合唱団倶楽部とは三枝先生に惚れている男たちの集団であるといってもよいだろう。

2005年に入団した直後にキューバ国際音楽祭に参加した。そこで事件が起った。リハーサルの時間に遅れて来るキューバ国立交響楽団の団員、真剣さの足らない楽員に三枝先生が一喝したのである、「我々は本当に良い演奏をするためにキューバにやって来たのだ！　お前達が本気でやらないのなら我々は演奏会を止めて日本

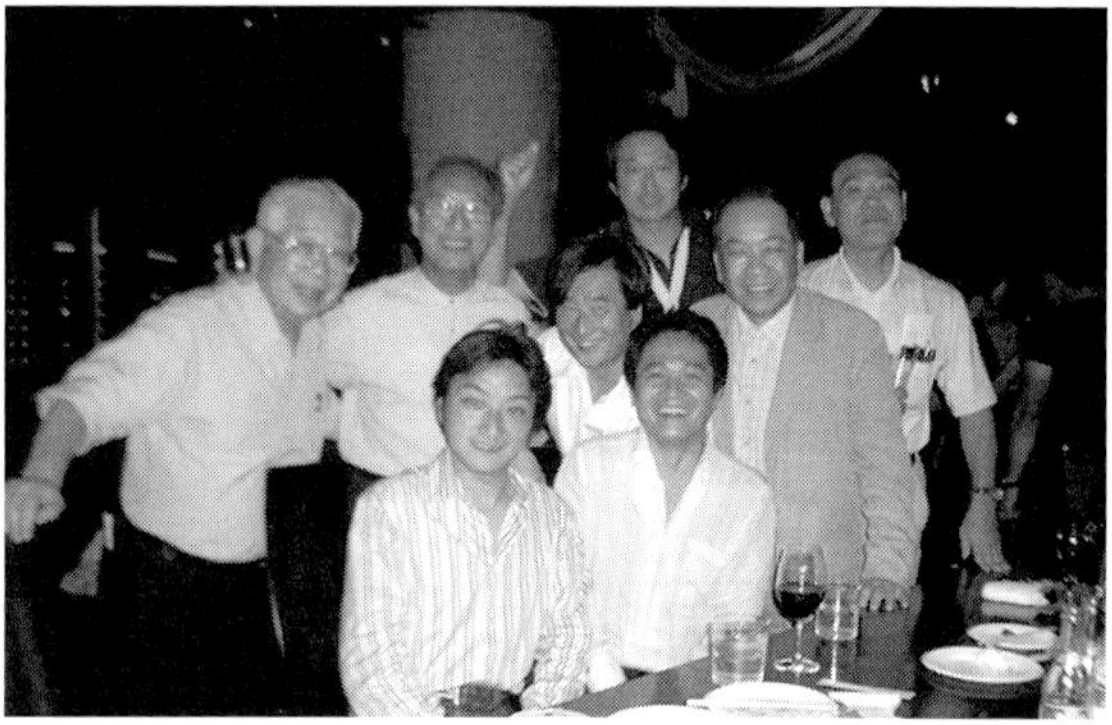

六本木男声合唱団倶楽部団長三枝成彰先生を囲んで

に帰る!」と。社会主義国家に来て、もめ事を起こすのを心配し、三枝先生をなだめる方たちもいたが三枝先生は譲らなかった。三枝団長が言っていることは当たり前と言えばそれまでだが、私の日常にとっては余りにも新鮮であり、最初に三枝先生に惚れた瞬間であった。

三枝先生の作曲されたメロディーの美しさには感動し、ステージ上で歌いながら幾度涙したことだろう。また、三枝先生は音楽史、音楽界の裏話も極めて話題は豊富で三枝先生のお話を聞くのは団の大きな楽しみの1つである。真実を伝えようとする姿勢、正義感、人生を謳歌する遊び心が感じられる先生のお話しを伺うことはこの上ない楽しみである。

六本木男声合唱団倶楽部結成10周年を記念して、また、三枝先生が六団のために「最後の手紙 THE LAST MESSAGE」を作曲してくださった。第二次世界大戦中に若くして戦死した世界中の若者達が残した大切な人への手紙を綴った「人間の声」の中の幾つかの手紙を元に作曲された14曲からなる作品である。作曲中に三枝先生の随分と痩せられた姿を拝見し、命を削りながら作曲に当たっておられる先生の姿に感動し、難曲に挑戦して、「最後の手紙」のステージに立つのがこの上ない私の喜びとなっている。

第29話 誰が日本の医療を殺すのか…

2007年のことであったと思うが、埼玉県済生会栗橋病院外科の松本卓子先生からメールを頂いた。難治性気胸であったろうか、有瘻性膿胸であったろうか、EWSを用いた気管支充填術を行いに来てもらえないかという依頼であった。日程的に週日は難しく土曜日でも良いか尋ねたところ構わないとのことだったので済生会栗橋病院まで処置に伺った。土、日の処置を受け入れてくださる公的病院は珍しく、丁寧な打ち合わせのメールをもらい、松本先生とはいかなる先生か若干の興味を持って埼玉に向かった。この依頼にはもう1つ条件があった。処置の後、高知での講演を終えて帰ってこられる外科部長であり副院長の本田宏先生と一緒にお酒を飲んでくれとのことであった。若干戸惑いと楽しみの混ざった気持ちで、JR栗橋の駅に降り立った。本田先生の右腕、松本先生がご自分の車で迎えに来てくださっていた。丁寧なメールのやり取り、初めてお会いして爽やかな語り口とは対照的に、車の中はお世辞にも奇麗とは言えなかった。

病院に着くと、てきぱきと処置の準備が始まり、手際良い松本先生の指示と、懸命に動くスタッフの方たちと共に極めて順調に処置を終えることができた。そして、本田先生が帰ってこられるのをお待ちして、居酒屋での宴会が始まった。本田先生は御高名な先生で、皆様がよく御存知だろうが、ＮＰＯ法人日本医療制度研究会の副理事長をしておられ、『誰が日本の医療を殺すのか―「医療崩壊」の知られざる真実』『医療崩壊はこうすれば防げる』『医療崩壊のウソとホント―国民が知らされていない医療現場の真実』『医療をつくり替える33

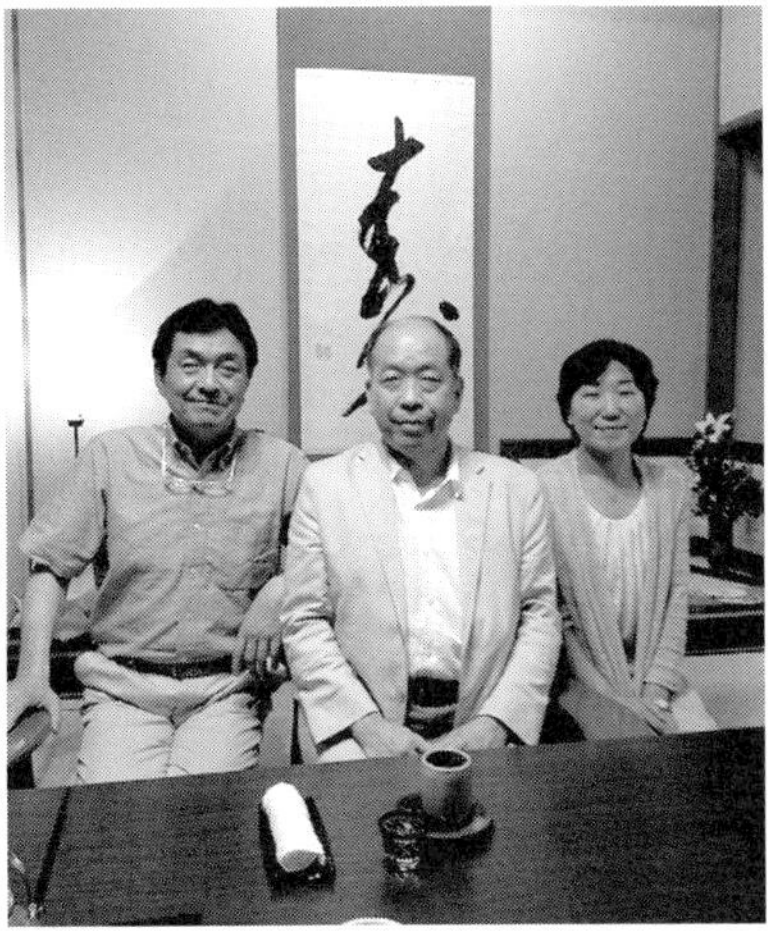
埼玉県済生会栗橋病院外科の本田先生、松本先生と

の方法—なぜ、病院が大赤字になり、医師たちは疲れ果ててしまうのか!?』などの著書の他にも、講演会、テレビでの報道、政策提言など医療現場を如何にして良くできるかを何時も臨床の現場から発信しておられる素晴らしい先生で、その夜の宴会はすっかり盛り上がり、以来本田先生、松本先生とは親しくお付き合いさせていただいている。EWSが結んでくれた縁であり、その後、本田先生が東洋医学、心理学、免疫学などと外科診療のかかわりに関して造詣の深い先生であることを知るに至るのである。

第30話 「指揮者のひとりごと」

2003年のことであったと思うが、嚢胞性肺疾患を持つ三角さんの全快祝いが東京で行われた折に、日本フィルハーモニー常任指揮者の（炎の）コバケンこと、小林研一郎ご夫妻に出会うことができた。お恥ずかしいことにベートーヴェンの第九交響曲を世界一多く演奏しておられるマエストロという程度の理解しかなかった私は、小林先生の著書『指揮者のひとりごと』を興味深く読ませていただいてお祝いの会に臨んだ。三角さんとマエストロの関係は、小林先生が1974年第1回ブダペスト国際指揮者コンクールで第1位となられた後に国内外で活躍中であったマエストロを1988年、日本フィルハーモニー交響楽団の首席指揮者になっていただく夢を成就させた1番の立役者が三角さんであった。

小林研一郎先生との初対面で、第九のスコアにサインをお願いした私に、マエス

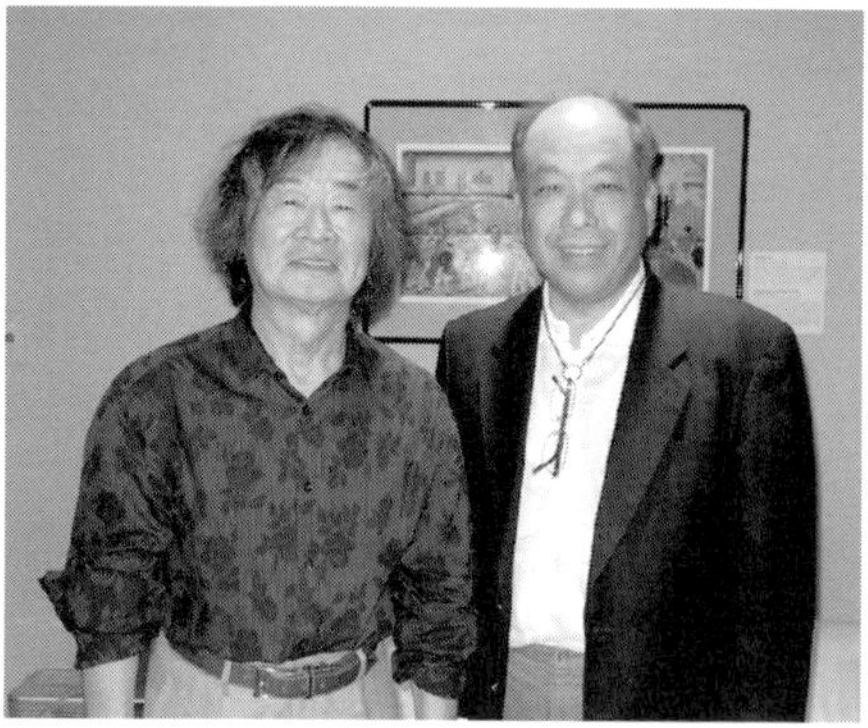

小林研一郎氏と

トロは「今日が出会いの始まりで長いお付き合いをしたいのでサインはよしましょう」とおっしゃられサインは諦めていたが、会が終わる頃に「渡辺洋一先生との出会いに感謝して」と〝第九の楽譜の一部〟と一緒に第九のスコアにサインを書いてくださった。その後、２００８年の大晦日に東京文化会館で開催される、ベートーヴェンの全交響曲を全て一人で指揮する「ベートーヴェンは凄い！　全交響曲連続演奏会」の際に主治医役を務めさせていただいたり、２０１１年岡山でマエストロの指揮のもと第九を歌わせていただいたりのお付き合いをしている。

炎のコバケンとして、情熱的かつ厳しい指揮者、怖い指揮者として音楽の世界では認識されているように思うが、私が個人的にお付き合いさせて頂いている限りでは、音楽的に神に近い領域におられることは勿論であるが、音楽に対しても、人間的にも本当に純粋な方であり、マエストロほど優しい方は稀であると感じている。

そんな優しさの現れの1つとして、2010年には「コバケンとその仲間たちオーケストラ」に、障害がある31人を加えた素晴らしいオーケストラを指揮され皇后陛下も拝聴された。誰もが自分らしく生き生きと命を輝かせて暮らすことのできる、INCLUSION社会を目指した活動は現在も精力的に継続されており、映画「天心の譜」でその活動を知ることができる。

音楽だけでなく、全ての人に対する優しい心、純粋な心に魅了された北野たけし監督が、マエストロの追っかけになっていることは皆様御存知のとおりである。

第31話 「ケリを…コッソリ　ケリを…」

前述の全快祝いの席に柴田恭兵氏ご夫妻も同席されていた。柴田氏が出演した『半落ち』の映画を見、本を読んだ直後でもあり『半落ち』の本を持参して祝いの席に望んだ。私の正面に座られた柴田さんとは、年齢が同じということもあり、いろいろな話題に話が弾んだ。会の途中『半落ち』の本にサインをお願いしたところ、すぐには受けていただけなかったが、お酒もかなりまわった頃に「サインをしましょう」と言っていただいた。

本を手渡すと、裏表紙に「ケリを…コッソリ　ケリを…」と書いてくださった。「どういう意味ですか?」と尋ねると、「私も先生も同じ学園闘争が終わる頃の世代ですよね。今でも、世の中が間違っているなと思うことに時に出くわします。そんな時、正面突破を図ろうとすると権力に潰されかねませんが、せめてコッソリと後ろからケリを入れる気概だけは持っておきたいですね。我々世代は、本当に良い仕事をしてゆきましょう」と言われた。柴田さんの本質に触れた気がした。帰り道、握手した手をいつまでも離さず、「医師の役を俳優として何度も経験しましたが、人の人生を預かる重要な仕事です。良い仕事をいつまでもしてください」と言われたことは今も肝に銘じている。

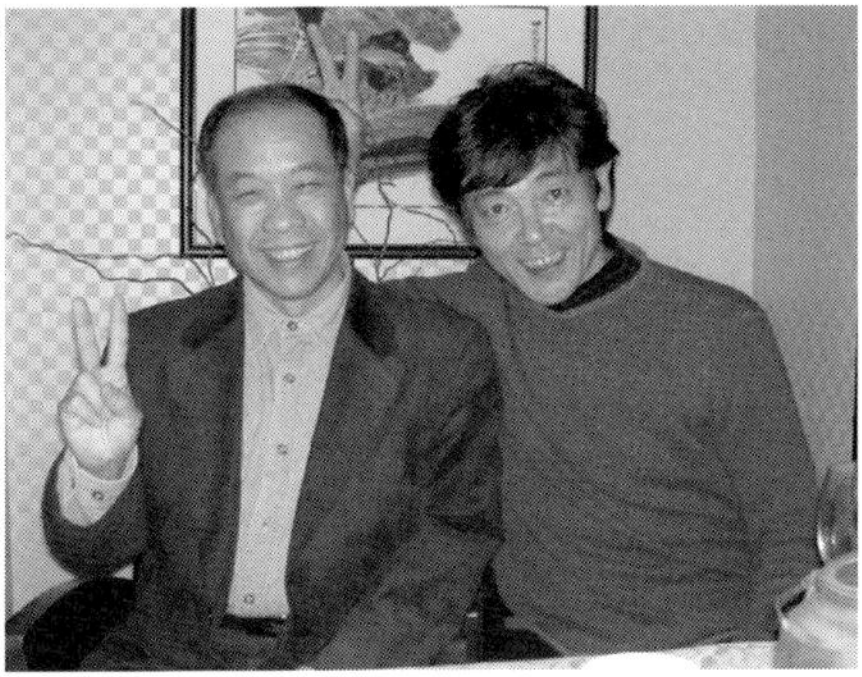
三角氏の全快祝いの席で俳優の柴田氏と同席する

２００６年の夏、柴田氏は肺癌になられた。診断は私が担当させていただき、O大学で手術を受けられ、既に6年以上を経過しており完治したものと喜んでいる。入院中に、術後の補助化学療法について、「結果的には意味を持たない多くの人にも強い副作用を持つ抗がん剤を投与することが許容されるのですね」と、5年生存率について「5年しか生きられない確率と受け止められる言葉ですね」と、患者の視点な

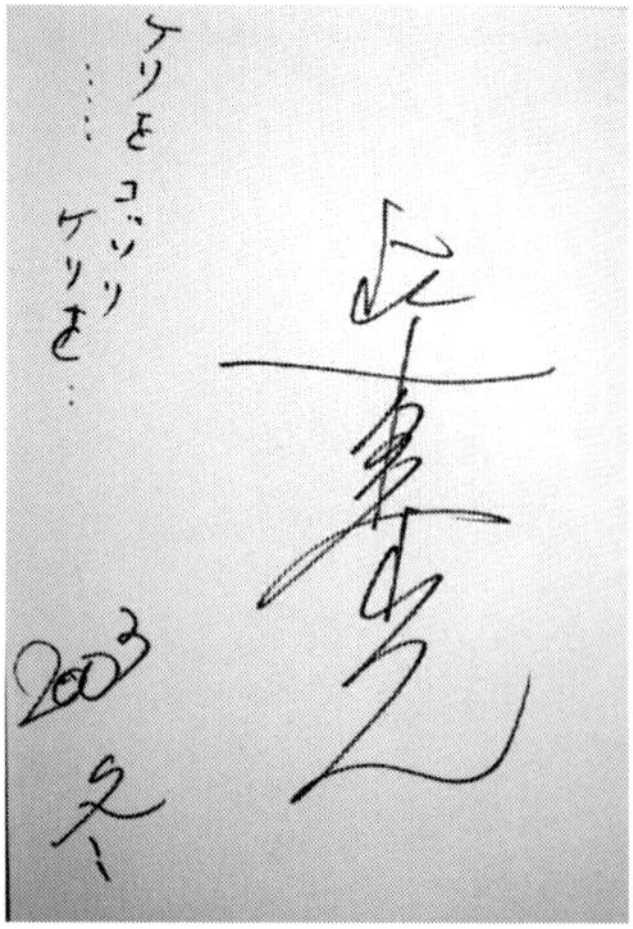

『半落ち』の裏表紙にサイン
「ケリを…コッソリ　ケリを…」

らではの鋭い指摘をいろいろと聞かせていただいた。診断・治療の過程で多くのできごとがあったが（詳細は省略させて頂く）、権威主義によらない、真っ直ぐなものの考え方が、肺癌からの生還を実現し、今の柴田さんがあるように思われる。

あとがき

今振り返ってみると、新しい治療法、医療器具を開発するきっかけを作ってくださったのはいろいろな人との出会いであり、新しい医療を開発したことによっていろいろな方々との出会いが生まれ、私の人生も随分と変わった。よい人との出会いの重要性を痛感し、出会いに感謝するばかりである。

日本人は新しい医療を発想する力に極めて優れている。発信力、形のある製品にする力を身につけてゆけば日本の医療は世界の医療をリードしてゆくと信じている。発信力、製品化、承認申請・認可へのノウハウの一端を「NPO法人新しい医療を普及させる会」がお手伝いし、新しい医療の恩恵を少しでも早く患者さんたちが受けることができる国となることを願うばかりである。医学専門用語をたくさん使った本書を読んでくださった一般の方々に特に御礼申し上げると同時に、NPOを支えてくだされば、私にとってこの上ない幸せであると思っている。

2013年1月　　渡辺　洋一

【著 者】
渡辺　洋一（わたなべ　よういち）

1951年岡山県生まれ。鳥取大学医学部を卒業後、岡山大学医学部、神戸市立西市民病院などで呼吸器内科医師として働いた後、1986年から岡山赤十字病院にて診療にあたっている。現在は、同病院副院長兼呼吸器内科部長の役職を務めている。1989年に遭遇した重症患者さんの救命のためシリコンを用いた気管支充填術を考案、2000年に開発した医療機器EWSは現在、国内外で高い評価を受け広く使用され、日本呼吸器内視鏡学会の「池田賞」「大畑賞」を受賞している。現在、NPO法人新しい医療技術を普及させる会の代表としても活動中。

新しい医療への挑戦
―呼吸器疾患を救う気管支用充填材「EWS」誕生秘話―

2013年　3月　30日　　第1版第1刷 発行

著 者　　渡 辺 洋 一

発行者　　高 橋　考
発行所　　三 和 書 籍
〒112-0013　東京都文京区音羽2-2-2
TEL 03-5395-4630　FAX 03-5395-4632
info@sanwa-co.com
http://www.sanwa-co.com/
印刷／製本　モリモト印刷株式会社

乱丁、落丁本はお取り替えいたします。価格はカバーに表示してあります。　ISBN978-4-86251-148-5 C1047

三和書籍の好評図書

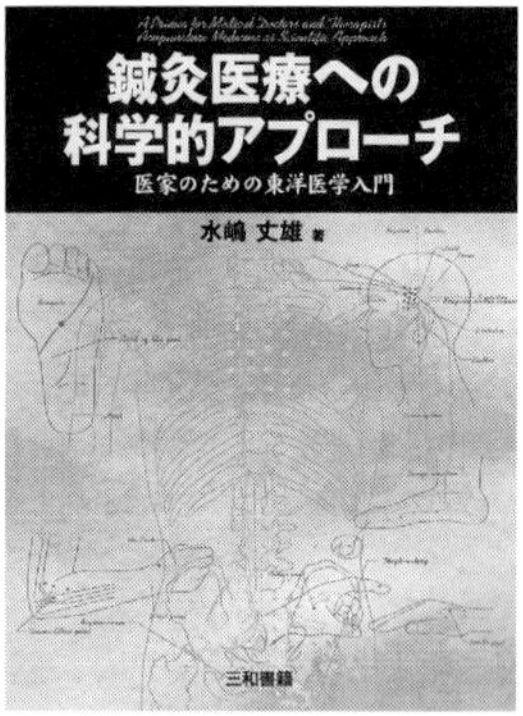

鍼灸医療への科学的アプローチ
<医家のための東洋医学入門>

水嶋丈雄著

B5判　上製本　120頁　3,800円+税

本書は、これまで明らかにされてこなかった鍼灸治療の科学的な治療根拠を自律神経にもとめ、鍼灸の基礎的な理論や著者の豊富な臨床経験にもとづいた実際の治療方法を詳述している。現代医療と伝統医療、両者の融合によって開かれた新たな可能性を探る意欲作！

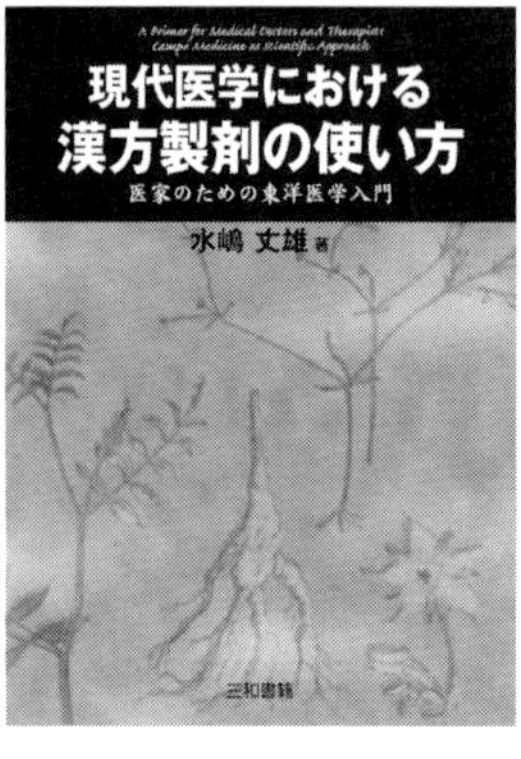

現代医学における漢方製剤の使い方
<医家のための東洋医学入門>

水嶋丈雄著

B5判　上製本　164頁　3,800円+税

現代医学では治療がうまくいかない病態について、漢方製剤を使おうと漢方医学を志す医師が増えてきている。本書はそのような医家のために、科学的な考え方によって漢方製剤の使用法をまとめたものである。

漢方理論を学ぶ際には、是非とも手元に置いていただきたい必読書である。

三和書籍の好評図書

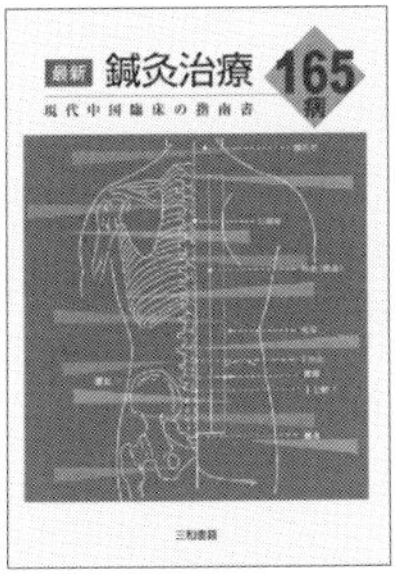

最新　鍼灸治療165病
<現代中国臨床の指南書>

張　仁 編著　　淺野　周 訳
A5判　並製本　602頁　6,200円+税

腎症候性出血熱、ライム病、トゥレット症候群など、近年になり治療が試みられてきた最新の病気への鍼灸方法を紹介する臨床指南書。心臓・脳血管、ウイルス性、免疫性、遺伝性、老人性など西洋医学では有効な治療法がない各種疾患、また美容疾患にも言及。鍼灸実務家、研究者の必携書。

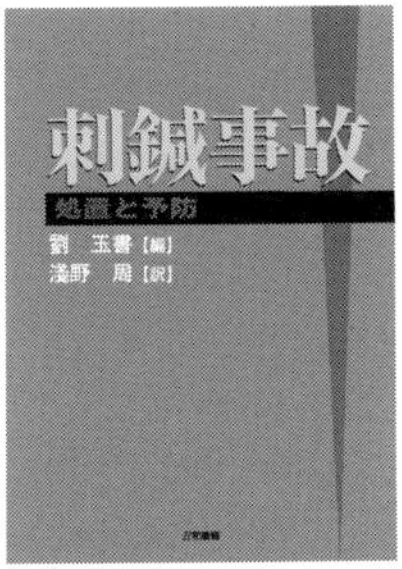

刺鍼事故
<処置と予防>

劉玉書[編]、淺野周[訳]
A5判　並製　406頁　3,400円+税

誤刺のさまざまな事例をあげながら、事故の予防や誤刺を起こしてしまったときの処置の仕方を図入りで詳しく説明。鍼灸医療関係者の必読書！「事故を起こすと必ず後悔します。そして、どうしたら事故を起こさなくて効果を挙げられるか研究します。事故を起こさないことを願って、この本を翻訳しました」

（訳者あとがきより一部抜粋）

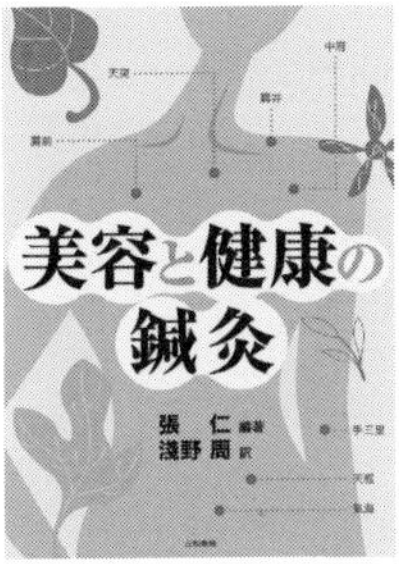

美容と健康の鍼灸

張仁　編著　　淺野周　訳
A5判　並製　408頁　3,980円+税

本書は、鍼灸による、依存症を矯正する方法、美容法、健康維持の方法を紹介している。美容では、顔や身体のシミやアザなど容貌を損なう皮膚病を消す方法を扱い、さまざまな病気の鍼灸による予防法も紹介。インフルエンザ、サーズ、エイズ、老人性痴呆症など多くの病気について言及している。鍼灸の専門家はもちろん、中医学に興味のある方には貴重な情報がまとめられた、まさに必携書である。